K. Bauer   J. Ennker   **HERZKLAPPENCHIRURGIE**
Ein Patientenratgeber

T0029916

Kerstin Bauer   Jürgen Ennker

HERZKLAPPEN-CHIRURGIE

EIN PATIENTENRATGEBER

Dritte, aktualisierte Auflage,
mit 22 Abbildungen

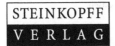

STEINKOPFF
VERLAG

Dr. med. KERSTIN BAUER
Priv.-Doz. Dr. med. JÜRGEN ENNKER
Herzzentrum Lahr/Baden
77933 Lahr

ISBN 978-3-7985-1845-2 Steinkopff Verlag

Bibliografische Information Der Deutschen Nationalbibliothek
Die Deutsche Nationalbibliothek verzeichnet diese Publikation in der Deutschen
Nationalbibliografie; detaillierte bibliografische Daten sind im Internet über
http://dnb.d-nb.de abrufbar.

Steinkopff Verlag
ein Unternehmen von Springer Science + Business Media

www.steinkopff.com

© Steinkopff Verlag 2002, 2005, 2008
Printed in Germany

Redaktion: Dr. Annette Gasser   Herstellung: K. Schwind
Zeichnungen: Atelier Kühn, Heidelberg;
             Regine Gattung-Petith, Edingen-Neckarhausen
Umschlaggestaltung: Erich Kirchner, Heidelberg
Satz: K+V Fotosatz GmbH, Beerfelden

SPIN 12510504   85/7231-5 4 3 2 1 0 – Gedruckt auf säurefreiem Papier

Vorwort zur 1. Auflage

Mit dem hier vorliegenden Buch möchten wir in unserer Reihe „Operationen am Herzen" nach den „Herzkranzgefäßen" nun das Thema „Herzklappen" vorstellen.

Angesichts der lebensbedrohlichen Folgen von Herzklappenerkrankungen war es kein Wunder, dass man sich bereits in früheren Zeiten intensiv mit der Struktur und Funktion von Herzklappen beschäftigte. So liegen sehr ausführliche anatomische Skizzen bereits von Leonardo da Vinci zur Aortenklappe vor. Therapeutische Konsequenzen konnten sich jedoch erst im letzten Jahrhundert im Zuge des technischen Fortschrittes ergeben. 1923 führte Cutler erstmals eine Erweiterung einer verengten Mitralklappe durch. Nach der Entwicklung der Herz-Lungen-Maschine wurden dann in den 50er Jahren erstmalig Herzklappen in anatomischer Position eingebaut, so 1958 durch Lillehei in Aortenposition und 1960 durch Nina Braunwald in Mitralposition. Das Klappendesign, welches in dieser Frühphase der Herzklappenchirurgie erstmals zu Langzeitüberlebenden führte, war die mechanische Käfig-Ball-Prothese, die 1960 sowohl in Aorten- als auch Mitralposition erstmals erfolgreich eingesetzt wurde und auch heute noch implantiert wird. In der Folge wurden dann Kippscheibenprothesen und Doppelflügelprothesen entwickelt und mit guten Langzeitergebnissen eingesetzt.

Die ersten implantierten biologischen Klappen waren Transplantate von Verstorbenen. Aufgrund der mangelnden Verfügbarkeit dieser Klappen wurden dann Gewebeklappen vom Schwein und vom Rind entwickelt. Weitere Fortschritte in der Herzklappenchirurgie lagen in der Rekonstruktion von verschlussundichten Klappen, um die sich – besonders im Bereich der Mitralklappe – Carpentier verdient gemacht hat. Neuere Entwicklungen auf dem Sektor der Herzklappentechnologie beinhalten die Entwicklung von gerüstlosen Herzklappen in Analogie zu den initial eingesetzten menschlichen Herzklappenpräparaten. Diese werden in erster Linie in Aortenposition eingesetzt, aber derzeit auch bereits in Mitralposition getestet. Ob die allerjüngsten erfolgversprechenden Neuentwicklungen, bei denen Klappengerüste mit menschlichen Zellen besiedelt werden, zur Entwicklung der sog. idealen Herzklappe führen werden (lebenslange Haltbarkeit, keine Antikoagulation notwendig), muss abgewartet werden.

Parallel zur technologischen Entwicklung nahm auch die Zahl der Herzklappenoperationen zu. So wurden 1980 in Deutschland rund 3400, 1990 7500 und im Jahre 2000 über 15 000 Herzklappenfehler operativ angegangen. Aufgrund der Zunahme der Alterserwartung in Deutschland und anderswo benötigt es wenig Phantasie, auf diesem Sektor eine weitere Steigerung der Operationszahlen vorherzusagen.

Während in der Anfangszeit der Herzklappenchirurgie eine Operation mit einem erheblichen Risiko verbunden war, ist es heute möglich, eine Erfolgsprognose aufgrund einer Beurteilung der Ausgangssituation des Patienten zu geben. Hier fließen Alter, Begleiterkrankungen, Voroperationen etc. ein. Auf diese Weise kann das Operationsrisiko mit dem Risiko des spontanen Verlaufes verglichen werden. So schwankt laut Literatur z. B. die Sterberate im Rahmen einer Aortenklappenoperation zwischen 3 und 5%, während ohne OP z. B. 70% der über 80-Jährigen 3 Jahre nach Symptombeginn versterben.

Herzchirurgische Weiterentwicklungen, wie die Einführung minimal-invasiver Verfahren auch auf dem Gebiet der Herzklappenchirurgie, helfen zudem, verbesserte operative Ergebnisse zu erarbeiten. Fortschrittliche herzchirurgische Institutionen, die die Bringeschuld auf diesem Gebiet ihren Patienten gegenüber erfüllen, informieren die Betroffenen über ihre OP-Ergebnisse und Erfahrungen. Genauere Informationen zu diesem Thema finden sich u.a. auch auf unserer Klinikhomepage (*www.herz-lahr.de* – Jahresbericht) oder unter *www.ennker.de* – Publikationen, Herzklappen).

Das hier vorliegende Buch soll den Betroffenen die Sorgen und Angst vor einem operativen Eingriff nehmen, die nur allzuoft auf Unkenntnis über die hervorragenden Behandlungsstandards der operativen Möglichkeiten beruht. Auf diesem Gebiet kommt verstärkter Aufklärung und Information über die Möglichkeiten der Herzklappenchirurgie große Bedeutung zu.

Für die freundliche Unterstützung dieses Bandes danken wir den Firmen Edwards Lifesciences Germany GmbH und Medtronic GmbH.

Herzzentrum Lahr/Baden   Jürgen Ennker
im Oktober 2001   Kerstin Bauer

Inhaltsverzeichnis

Zur Biologie des Herzens

„Der Zug des Herzens ist des Schicksals Stimme..."

Schiller, Tell

Das Herz nimmt unter den Organen eine Sonderstellung ein. Es ist nicht nur der Motor des Lebens, sondern manche glauben, dass es auch Zentrum der Seele, des Geistes und der Gefühle sei. Das Herz steht als Metapher für das Wesen eines Menschen sowie für das Leben selbst. Bereits im 3. Jahrtausend vor Christi Geburt finden sich Redensweisen, in denen das Wort Herz im übertragenen Sinn verwendet wurde.

Durch den Herzschlag werden wir ständig an das Vorhandensein des Herzens erinnert. So wissen wir, dass das Herz bei körperlicher Anstrengung, wie z.B. beim Treppensteigen oder auch bei psychischen Belastungen, mehr Arbeit leisten muss. Unser Bewusstsein wird dabei durch das „Herzklopfen" auf die zusätzliche Leistung des Herzens aufmerksam gemacht.

Auch biologisch gesehen spielt das Herz eine wesentliche Rolle, da es zum unmittelbaren Überleben wichtiger ist als die Leber oder andere Organe. Dies beruht auf der Tatsache, dass ein Herzstillstand von nur wenigen Sekunden schon zu unwiderruflichen Gehirnschädigungen führen kann.

Wo befindet sich unser Herz?

Das Herz liegt etwa in der Mitte des Brustkorbes. Man bezeichnet diesen Raum auch als *Mediastinum*. Stellt man sich das Herz vereinfacht als Dreieck vor, dann befinden sich zwei der drei Eck-

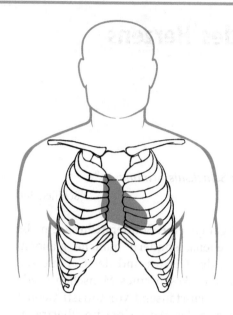

Abb. 1. Lage des Herzens im Brust-korb

punkte in der Mitte des Brustkorbes. Die dritte Ecke, die Herz-spitze, ist nach links verlagert und endet auf Höhe der linken Brustwarze (Abb. 1).

Das Herz ist von einer dünnen Haut eingehüllt, dem Herzbeutel (*Perikard*). Zwischen dem Herzen und dieser Hülle befindet sich ein kleiner Flüssigkeitsraum, der ein reibungsloses Bewegen bei jedem Herzschlag ermöglicht. Des Weiteren ist das Herz von der rechten und linken Lunge sowie dem Brustkorb umgeben. Die vordere Begrenzung ist das Brustbein (*Sternum*), die untere das Zwerchfell, und hinten grenzen die Luftröhre, die Speiseröhre so-wie die großen Gefäße an (Abb. 2).

Wie ist unser Herz aufgebaut? Welche Funktion hat es?

Die durchschnittliche Herzgröße entspricht in etwa der Größe einer Faust. Das gesunde Herz wiegt bei einem Mann circa 300 g, bei einer Frau circa 260 g. Das Herz ist ein Hohlmuskel. Den

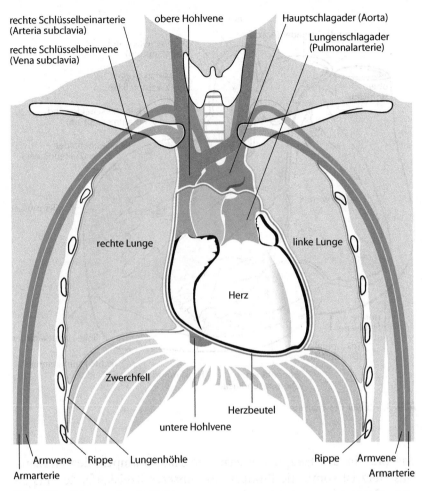

Abb. 2. Das Herz umgebende Strukturen

Herzmuskel bezeichnet man als *Myokard*, dabei steht „*myo*" für die Muskulatur und „*kard*" für das Herz.

Die Herzscheidewände teilen das Herz in eine rechte und eine linke Herzhälfte. Jede Herzhälfte besitzt zwei Kammern: einen Vorhof (Vorkammer oder *Atrium*) und eine Hauptkammer (*Ventrikel*). Die Vorhöfe dienen als Sammelstelle für Blut, das aus dem Körper zurück zum Herzen kommt (Abb. 3). Von dort aus gelangt

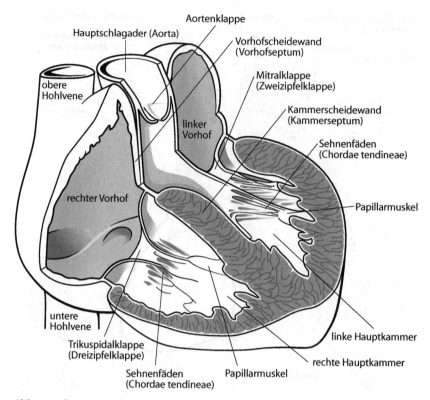

Aortenklappe

Hauptschlagader (Aorta)

Vorhofscheidewand
(Vorhofseptum)

obere
Hohlvene

Mitralklappe
(Zweizipfelklappe)

linker
Vorhof

Kammerscheidewand
(Kammerseptum)

Sehnenfäden
(Chordae tendineae)

rechter Vorhof

Papillarmuskel

untere
Hohlvene

linke Hauptkammer

Trikuspidalklappe
(Dreizipfelklappe)

rechte Hauptkammer

Sehnenfäden
(Chordae tendineae)

Papillarmuskel

Abb. 3. Aufbau des Herzens

das Blut in die Hauptkammern, die Hauptpumpen des Herzens. Das Herz ist somit die Pumpstation unseres Kreislaufs, der aus einem Netzwerk von Schlagadern (Arterien), Venen und Kapillaren aufgebaut ist. *Arterien* sind Blutgefäße, die vom Herzen wegführen; *Venen* sind Gefäße, die Blut zum Herzen zurückbringen. *Kapillaren* sind Endausläufer der Arterien, auf deren Ebene der Sauerstoff- und Nährstoffaustausch in die Organe und Gewebe stattfindet.

Das Herz hält die Blutzirkulation im Körper aufrecht, so dass die Organe und Gewebe ausreichend mit sauerstoff- und nährstoffreichem Blut versorgt werden. Dabei wird die Pumpleistung des Herzens den Stoffwechselbedürfnissen der Körpergewebe und -organe angepasst.

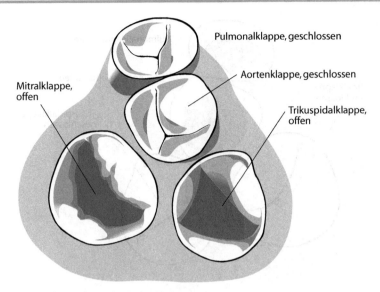

Pulmonalklappe, geschlossen

Aortenklappe, geschlossen

Mitralklappe,
offen

Trikuspidalklappe,
offen

Abb. 4 a. Diastole, Erschlaffungsphase des Herzens

Der Fachbegriff für das Zusammenziehen (*Kontraktion*) des Herzens ist *Systole*, der für die Muskelerschlaffung *Diastole* (Abb. 4). Diese Begriffe haben Sie bestimmt schon im Zusammenhang mit der Blutdruckmessung gehört. Dabei wird immer ein oberer, der systolische, und ein unterer, der diastolische Wert angegeben. Diese Messwerte entsprechen dem Druck in den zentralen Körperarterien entsprechend der Kontraktion (Systole) und Erschlaffung (Diastole) des Herzens.

Welche Funktion haben die Herzklappen?

Damit das Blut effizient befördert wird, verfügt das Herz über vier Herzklappen. Die Herzklappen stellen ausgesprochen feine Strukturen dar, die jedoch eine sehr effektive Ventilfunktion haben. Sie bestehen aus Innenhaut (*Endokard*). Dies ist eine zarte Haut, die das Innere des Herzens auskleidet.

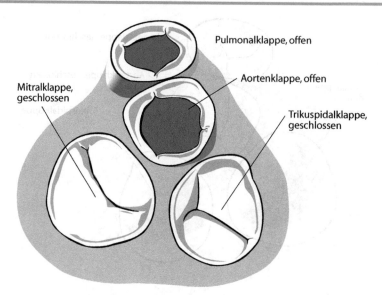

Pulmonalklappe, offen

Aortenklappe, offen

Mitralklappe,
geschlossen

Trikuspidalklappe,
geschlossen

Abb. 4 b. Systole, Kontraktionsphase des Herzens

Die Herzklappen öffnen und schließen sich im Wechsel, so dass das Blut bei jeder Kompression des Systems nur in eine Richtung fließen kann. Die Herzklappen sind nach ihrem Aussehen benannt. So unterscheidet man zwischen *Segel-* und *Taschenklappen*. Auf jeder Herzseite wird der Vorhof durch eine Segelklappe von der Hauptkammer getrennt. Im linken Herzen bezeichnet man diese als *Mitralklappe* (*Zweizipfelklappe*) und im rechten Herzen als *Trikuspidalklappe* (*Dreizipfelklappe*). Die Mitralklappe besteht wie der Name „Zweizipfelklappe" schon vermuten lässt, aus zwei Klappensegeln. Von jedem Klappensegel gehen Sehnenfäden (*Chordae tendineae*) ab, die in zwei kegelförmigen Muskelvorsprüngen der linken Herzinnenwand, den sogenannten *Papillarmuskeln*, enden. Die aus drei Segelklappen bestehende Dreizipfelklappe (Trikuspidalklappe) ist über die Sehnenfäden mit drei Papillarmuskeln des rechten Herzens verbunden. Während der Kontraktionsphase des Herzens (Systole) führt der Druckanstieg in den Herzhöhlen zum Schluss der Segelklappen. Wenn die Mitral- und die Trikuspidalklappe geschlossen sind, gleichen sie jeweils einem Fallschirm. Dabei entsprechen die Segel dem Fallschirm und die Sehnenfäden den Leinen, die den Fallschirm mit dem Springer verbinden. Die Papillarmuskeln stellen den Springer dar.

Am Übergang zwischen dem Ausflusstrakt der Hauptkammern und den großen Körperschlagadern befinden sich Taschenklappen. Bei der rechten handelt es sich um die *Pulmonalklappe* und bei der linken um die *Aortenklappe*. Wenn sich die Segelklappen öffnen, fließt das Blut aus den Vorhöfen in die Hauptkammern. Die Taschenklappen sind dabei geschlossen. Sie verhindern ein Zurückfließen des Blutes aus den großen Schlagadern in das Herz. Diese Erschlaffungsphase des Herzens bezeichnet man als *Diastole* (Abb. 4a). Bei der Kontraktion der Hauptkammern (*Systole*) schließen sich die Segelklappen wieder und verhindern dadurch ein Rückfließen des Blutes in die Vorhöfe. Die Taschenklappen öffnen sich, das Blut wird in den Blutkreislauf ausgeworfen (Abb. 4b).

Welche Reise macht das Blut durch das Herz und den Körper?

Vereinfacht lässt sich der menschliche Kreislauf in einen großen, den *Körperkreislauf*, und einen kleinen, den *Lungenkreislauf*, unterteilen. Für den großen Kreislauf ist das linke Herz verantwortlich (Abb. 5). Es pumpt das sauerstoffreiche Blut zu den Organen. Das Blut kommt sauerstoffarm sowie kohlendioxidreich wieder zum rechten Herzen zurück. Das rechte Herz, verantwortlich für den Lungenkreislauf, befördert das Blut in die Lunge. Dort wird Kohlendioxid abgegeben und Sauerstoff aufgenommen. Danach gelangt das Blut zum linken Herzen. Ein neuer Zyklus kann beginnen. Das Herz ist demnach eine Pumpstation, die den großen und den kleinen Kreislauf miteinander verbindet.

Starten wir mit unserer Reise in der linken Hauptkammer. Dort wird das mit Sauerstoff beladene Blut durch das Zusammenziehen (Kontraktion) der linken Hauptkammer in die Hauptschlagader, die *Aorta*, ausgeworfen. Dabei schließt sich die Mitralklappe, und die Aortenklappe öffnet sich.

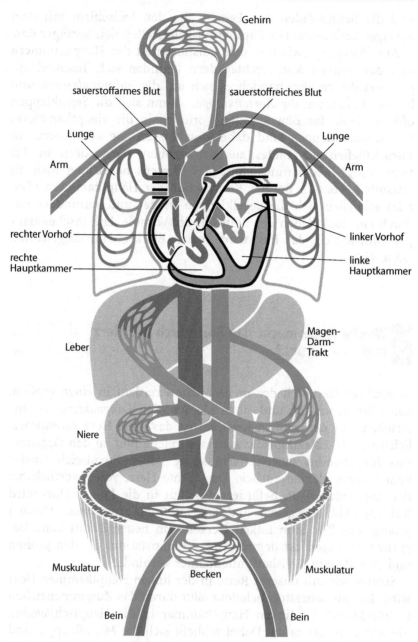

Abb. 5. Körper- und Lungenkreislauf

Die linke Hauptkammer ist der Hauptmotor, denn sie muss das Blut durch den großen Kreislauf, den Körperkreislauf, pumpen. Der Druck, der dabei auf das Blut ausgeübt wird, überträgt sich wellenförmig auf das arterielle Gefäßsystem und entspricht dem Blutdruck, den wir mittels einer Druckmanschette messen können. Die linke Hauptkammer leistet mehr Arbeit als die rechte, die das Blut nur durch den kleinen Kreislauf, den Lungenkreislauf, befördern muss. So ist es nicht verwunderlich, dass die linke Hauptkammer wesentlich mehr Muskelmasse aufweist als die rechte.

Die Aorta kann als der Stamm eines Baumes angesehen werden, der sich in große und dann immer kleiner werdende Äste aufteilt, um die Organe und Gewebe mit Blut zu versorgen. Das sauerstoffreiche Blut in der Aorta gelangt auf diese Weise zu seinen Zielorganen, wo die Arterienzweige so klein werden, dass man sie nicht mehr mit dem bloßen Auge erkennen kann. Diese kleinsten Blutgefäße werden Kapillaren genannt (s. o.). Die Kapillaren stehen mit dem Gewebe in direktem Kontakt. Hier findet die Abgabe des Sauerstoffs und der Nährstoffe aus dem Blut statt. Anschließend nimmt das Blut Kohlendioxid und Stoffwechselabfälle auf. Danach fließt das Blut über kleinste Venen, die sich in immer größer werdenden Venen sammeln, zurück zum Herzen. Kurz vor dem rechten Vorhof sind aus der Vereinigung der Venen zwei große Venen (*Hohlvenen*) entstanden, die direkt in den rechten Vorhof münden. Eine Hohlvene tritt von oben („*Vena cava superior*") und eine von unten („*Vena cava inferior*") in den rechten Vorhof ein. Der rechte Vorhof sammelt somit das sauerstoffarme Blut, das aus dem großen Kreislauf zurück zum Herzen fließt. Ist der Vorhof gefüllt, zieht er sich zusammen und presst das Blut durch die Trikuspidalklappe in die rechte Hauptkammer. Etwa eine fünftel Sekunde später kontrahiert der rechte Ventrikel und wirft das Blut in die große Lungenschlagader (*Pulmonalarterie*, „Pulmo" = Lunge) aus. Zu diesem Zeitpunkt schließt sich die Trikuspidalklappe, und die Pulmonalklappe öffnet sich. Das Blut nimmt jetzt seinen Weg über die Lungenarterien in die Lungenkapillaren, um dort Kohlendioxid abzugeben und Sauerstoff aufzunehmen. Anschließend fließt das Blut über die Lungenvenen zum linken Vorhof zurück. Wenn sich der linke Vorhof kontrahiert, öffnet sich die Mitralklappe, und die linke Hauptkammer wird gefüllt. Nun sind wir wieder am Ausgangspunkt unserer Reise.

So pumpt das gesunde Herz etwa 4–7 Liter Blut pro Minute durch den Körper eines Erwachsenen, was einer Pumpleistung der beiden Herzkammern von etwa 20 000 Liter Blut in 24 Stunden entspricht.

Zur Beurteilung der Leistungsfähigkeit des Herzens wird pro Herzschlag die sogenannte *Auswurffraktion* ermittelt. Die Auswurffraktion ist die Blutmenge, die die linke Herzkammer während der Systole auswirft. Beim Gesunden entspricht die Auswurffraktion 55–80% des Blutes der linken Herzkammer. Die Auswurffraktion wird auch nach dem englischen Begriff *„ejection fraction"* abgekürzt als *EF* bezeichnet. Eine niedrige EF weist somit auf eine eingeschränkte Herzfunktion hin.

Wie entsteht der Herzrhythmus, der zu regelmäßigen Herzschlägen führt?

Das Herz schlägt regelmäßig, ohne dass wir bewusst jeden Herzschlag befehlen müssen.

Es benötigt zur Kontraktion elektrische Ströme. Zu diesem Zweck verfügt es über sein eigenes elektrisches Netzwerk, das Reizleitungssystem. Der körpereigene Schrittmacher des Herzens, der *Sinusknoten*, ist an der Mündungsstelle der oberen Hohlvene in den rechten Vorhof lokalisiert. Er sendet unser ganzes Leben lang elektrische Signale, im Mittel etwa 70 pro Minute. Der elektrische Stimulus des Sinusknotens läuft über spezielle Fasern der Vorkammern oder Vorhöfe und führt zur Kontraktion derselben. Diese Fasern vereinigen sich wieder, so wie die Gleise an einer Bahnstation. Hier werden die elektrischen Signale durch eine andere elektrische Zwischenstation, den *Atrioventrikular-Knoten*, verzögert. Die Hauptfunktion dieser zwischen Vorhöfen und Hauptkammern gelegenen Struktur ist also eine Signalverzögerung, die eine Kontraktion der Vorhöfe erlaubt, bevor sich die Hauptkammern zusammenziehen (*kontrahieren*). Die Vorhofkontraktion führt zu einer optimalen Füllung der Hauptkammern mit Blut. Sobald sich die Vorhöfe kontrahiert haben, wird das elektrische Signal über das Reizleitungssystem auf die Muskulatur der Hauptkammern übertragen. Dabei läuft die Erregung über eine vordere und eine hintere linke Leitungsbahn zur linken Hauptkammer und über eine rechte Leitungsbahn zur rechten Hauptkammer. Die Kammern kontrahieren.

Wie wird der Herzmuskel selbst mit Blut versorgt?

Wie jeder andere Muskel benötigt auch das Herz eine ausreichende Blutversorgung. Direkt über der Aortenklappe (zur Erinnerung: Taschenherzklappe zwischen dem Ausflusstrakt der linken Hauptkammer und der großen Schlagader, der Aorta) entspringen zwei Arterien aus der Aorta. Diese Arterien versorgen das Herz mit Blut (Abb. 6).

Man bezeichnet sie als *Herzkranzarterien* (*Koronararterien*), weil der Erstbeschreiber der Herzarterien annahm, dass sie dem Herzen aufsitzen wie ein Kranz (lateinisch „corona"). Es existiert eine rechte und eine linke Herzkranzarterie. Je nachdem, ob das Herz von der rechten und linken Herzkranzarterie zu gleichen Teilen versorgt wird oder ob eine der Herzkranzarterien bei der Versorgung dominiert, unterscheidet man zwischen *Normal-, Links-* oder *Rechtsversorgungstyp* der Herzdurchblutung.

Die linke Herzkranzarterie teilt sich in zwei große Äste. Einer davon verläuft vorne über dem Herzen, im Bereich der Grenze zwischen der rechten und linken Hauptkammer. Man bezeichnet ihn als „*Ramus interventricularis anterior*" („Ramus" = Ast, „interventricularis" = zwischen den Hauptkammern, „anterior" = vorne), abgekürzt *RIVA*, oder englisch „*left anterior descending*", abgekürzt *LAD*. Der RIVA versorgt die Vorderseitenwand sowie einen Teil der Hauptkammerscheidewand. Um dieses zu gewährleisten, zweigen vom RIVA einerseits Äste in die Herzscheidewand ab, andererseits Äste, die als *Diagonaläste* bezeichnet werden.

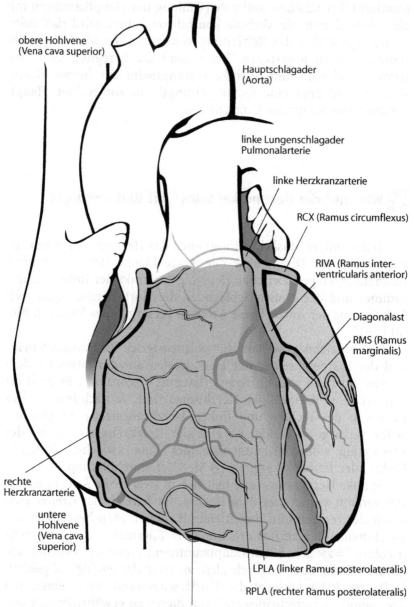

obere Hohlvene
(Vena cava superior)

Hauptschlagader
(Aorta)

linke Lungenschlagader
Pulmonalarterie

linke Herzkranzarterie

RCX (Ramus circumflexus)

RIVA (Ramus inter-
ventricularis anterior)

Diagonalast

RMS (Ramus
marginalis)

rechte
Herzkranzarterie

untere
Hohlvene
(Vena cava
superior)

LPLA (linker Ramus posterolateralis)

RPLA (rechter Ramus posterolateralis)

RIVP (Ramus interventricularis posterior)

Abb. 6. Herzkranzarterien

Der zweite große Ast der linken Koronararterie heißt *Ramus circumflexus*, abgekürzt *RCX*, und zieht zwischen dem linken Vorhof und der Kammer entlang zur linken Herzhinterwand. Auf seinem Weg zweigen kleinere Arterien ab, man bezeichnet sie als *Marginal-* oder *Posterolateraläste*, abgekürzt *RMS* oder *PLA*. Sie versorgen im Wesentlichen die linke Herzhinterwand.

Nun zur rechten Herzkranzarterie. Sie schlingt sich zwischen dem rechten Vorhof und der rechten Kammer entlang zur rechten Seite der Herzhinterwand, um sich dann in den *„Ramus interventricularis posterior"* („Ramus" = Ast, „interventricularis" = zwischen den Hauptkammern, „posterior"=hinten), abgekürzt *RIVP* (oder englisch *„left posterior descending"*, abgekürzt *LPD*) und die rechten Posterolateraläste aufzuteilen. Die rechte Herzkranzarterie versorgt hauptsächlich die rechte Herzvorderwand und die rechte Herzhinterwand.

So wie sich die Menschen in ihrem Äußeren unterscheiden, gibt es allerdings eine Vielzahl von Koronarvariationen, bei denen die Herzkranzarterien unterschiedlich angelegt sind.

Herzklappenfehler und -erkrankungen

Wie kommt es zu Störungen der Herzklappenfunktion?

Die Herzklappenfehler (lat. *Vitien*, Einzahl: *Vitium*) werden nach ihren Funktionsstörungen unterschieden. Dabei ist das wesentliche Merkmal die Öffnungs- und Schlussunfähigkeit der Herzklappen.

- Bei einer Verengung der Herzklappe ist die Öffnungsfähigkeit eingeschränkt. Man spricht dann von einer *Stenose*. Das Herz muss somit mehr Arbeit leisten, um das Blut durch die verengte Herzklappe zu pumpen. Je nach Schweregrad der Verengung teilt man in leichte, mittelgradige und hochgradige Stenosen ein.

- Schließt sich eine Herzklappe nicht vollständig, dann liegt eine *Insuffizienz* vor. Bei der Schlussunfähigkeit der Herzklappen geht die Ventilwirkung verloren, so dass ein Teil des Blutes im Herzen rückwärts gepumpt wird. Durch die undichten Ventile verbleibt mehr Blut im Herzen, das weiter gepumpt werden muss. Das bedeutet schließlich mehr Arbeit für das Herz. Auch hier unterscheidet man je nach Schweregrad der Schlussunfähigkeit zwischen leichten, mittelgradigen und hochgradigen Insuffizienzen.

- Natürlich können Verengung und Schlussundichtigkeit eine Herzklappe gleichzeitig betreffen. Es liegt dann ein kombinierter Herzklappenfehler (ein *kombiniertes Vitium*) vor. Zum Beispiel können die Segelstrukturen miteinander verschmolzen sein, wodurch einerseits die Öffnungsfähigkeit der Herzklappe eingeschränkt wird; andererseits ist die Segelfläche, die sich sonst zum Verschluss der Klappen aneinander schmiegt (*Koap-*

tationsfläche) nicht mehr ausreichend groß, so dass daraus zusätzlich eine Schlussunfähigkeit entsteht.

Was sind die häufigsten Ursachen von Herzklappenerkrankungen?

Herzklappenfehler und -erkrankungen können angeboren oder erworben sein. Die meisten angeborenen Herzklappenfehler werden bereits nach der Geburt oder im Kindesalter diagnostiziert. Wir wollen uns im Folgenden hauptsächlich mit den erworbenen Herzklappenerkrankungen beschäftigen.

Da bei den meisten erworbenen Herzklappenerkrankungen sich wiederholende Grunderkrankungen vorliegen, wollen wir diese zunächst näher beleuchten. Die häufigsten Ursachen für die erworbenen Herzklappenerkrankungen sind:

■ rheumatisches Fieber,
■ Herzinnenhautentzündung durch Bakterien (bakterielle Endokarditis),
■ Degeneration (altersbedingte Veränderungen).

■ Das *rheumatische Fieber* führt häufig zu Herzklappenerkrankungen, die im Erwachsenenalter eine Herzklappenoperation erforderlich machen. Jede Altersgruppe kann am rheumatischen Fieber erkranken. Typischerweise trifft es jedoch Kinder im Alter von 5 bis 15 Jahren. Nicht immer wird das rheumatische Fieber auch als solches erkannt. Etwa die Hälfte der Patienten, die sich einer Herzklappenoperation als Folge eines rheumatischen Fiebers unterzieht, kann sich nicht erinnern, früher am rheumatischen Fieber erkrankt zu sein. Die Verursacher des rheumatischen Fiebers sind Bakterien namens „Streptokokken". Diese Bakterien können z. B. Scharlach oder eine schwere Mandel- oder Ohrenentzündung verursachen. In den meisten Fällen entwickelt sich daraus glücklicherweise kein rheumatisches Fieber. Durch die Behandlung mit Antibiotika kann die Ausbildung des rheumatischen Fiebers in vielen Fällen verhindert werden.

Rheumatisches Fieber tritt in der Regel zwei bis vier Wochen nach der Mandelentzündung auf; dabei löst der Bakterienkontakt beim körpereigenen Abwehrsystem Reaktionen (*Kreuzreaktionen*) aus. Dies führt zu Entzündungen (*Immunreaktionen*) des Binde- und Stützgewebes des Bewegungsapparats und häufig auch zu Entzündungen des Bindegewebes der inneren Organe. Da die körpereigene Abwehr in diesen Fällen also körpereigene Strukturen angreift und somit Entzündungen hervorruft, nennt man diesen Prozess auch *Autoimmunreaktion*.

Zu den Beschwerden (*Symptomen*) des rheumatischen Fiebers gehören Kopf- und Gelenkschmerzen. Die Schmerzen in den Gelenken wandern von einem Gelenk zu anderen, sie betreffen nicht immer das gleiche Gelenk. Des Weiteren kann es zur Ausbildung von Hautausschlägen und von Knötchen (*Rheumaknötchen*) im Unterhautgewebe kommen. Selten treten bei den Betroffenen unkontrollierte Bewegungen der Beine und Arme auf (*Chorea* = *Veitstanz*). Das rheumatische Fieber kann auch eine Herzentzündung (*Karditis*) verursachen. In schwereren Fällen erschwert die Entzündung dem Herzen die Pumparbeit und mindert seine Leistungsfähigkeit, so dass man kurzatmig wird und erschöpft ist. Dies kann soweit gehen, dass das Herz versagt. Natürlich kann, wie der Name schon besagt, auch Fieber auftreten. Für die Herzchirurgie entscheidend sind die Schädigungen der Herzklappen durch das rheumatische Fieber. Die Entzündungsreaktionen des rheumatischen Fiebers an den Herzklappen führen nach einer Latenzzeit von mehreren Jahren zu bleibenden Klappenfehlern infolge narbiger Veränderungen. Alle Herzklappen können betroffen sein, in mehr als der Hälfte der Fälle trifft es jedoch die Mitralklappe, in 30% die Mitral- und die Aortenklappe und nur in 15% isoliert die Aortenklappe. So bedürfen die durch das rheumatische Fieber geschädigten Herzklappen meistens erst später im Leben einer Operation, selbst dann, wenn die Patienten bereits im Kindesalter am rheumatischen Fieber erkrankt waren.

▣ Bakterien und auch Pilze stellen eine andere Gefahr für die Schädigung der Herzklappen dar. Die *Herzinnenhautentzündung* durch Bakterien nennt man *bakterielle Endokarditis*. Dabei können sich an den Herzklappen richtige Bakterienklümpchen (*Vege-

tationen) bilden. Dies ist gefährlich, da die Bakterienklümpchen, wenn sie sich durch den Blutstrom lösen, im Körper zu *Embolien*, also zur Verstopfung von Schlagadern führen können. Gelangt ein solches Bakterienklümpchen oder ein Teil davon in das Gehirn, kann ein Schlaganfall (*Apoplex*) die Folge sein. Manchmal werden viele kleine Teilchen dieser Bakterienklümpchen in den Körper verstreut. Dann spricht man von septischen Embolien. Die Bakterien können dann auch in dem Gewebe oder dem Organ, in das sie gestreut wurden, Entzündungen verursachen. Die ständige periodische Bakterienaussaat geht mit einer Allgemeininfektion und deren Krankheitserscheinungen einher. Dabei spricht man von einer *Sepsis*. Glücklicherweise entwickelt sich dieses Vollbild der bakteriellen Endokarditis nicht generell, sondern nur bei schweren Verläufen.

Zur Erinnerung: Die Herzklappen bestehen aus Herzinnenhaut (Endokard). Eine Herzinnenhautentzündung (Endokarditis) befällt bevorzugt bereits erkrankte (veränderte, geschädigte) Herzklappen, weniger gesunde Herzklappen. Dabei können die Klappensegel und die Strukturen um die Herzklappe zerstört werden, so dass die Funktion der betroffenen Herzklappe akut beeinträchtigt wird. Das Herz kann sich nicht so schnell an den Funktionsverlust der Herzklappe anpassen; Folgen sind schwerwiegende Pumpeinschränkungen oder gar ein Herzversagen. Vor dem Zeitalter der *Antibiotika* (Medikamente, die eine hemmende oder abtötende Wirkung auf die Bakterien ausüben) bedeutete eine akute Herzinnenhautentzündung den sicheren Tod des Patienten. *Akut* bedeutet in diesem Zusammenhang, dass sich die Bakterien weiterhin vermehren und ihren Zerstörungsprozess an der Herzklappe fortsetzen. Selbst nach der Einführung antibiotischer Therapie blieb die Sterblichkeit noch beträchtlich. Erst in den 60er Jahren des 20. Jahrhunderts erhöhte sich die Überlebensrate. Nun war es möglich, bei einer aktiven bakteriellen Herzinnenhautentzündung die erkrankte Klappe und damit auch die dort angesiedelten Bakterien zu entfernen, um eine Kunstklappe einzupflanzen (zu implantieren).

Ein Patient mit einer akuten bakteriellen Herzinnenhautentzündung stellt für die behandelnden Ärzte auch heute noch eine große Herausforderung dar. Wichtig ist, dass durch enge Zusammenarbeit zwischen den Kardiologen und den Herzchirurgen der richtige Zeitpunkt für die Operation gefunden wird. Bei der Behandlung versucht man zunächst, durch die Gabe von Antibiotika die Entzündung zu unterdrücken oder gar zu beseitigen. Gelingt dies nicht, d. h. schreitet die Entzündung (*Infektion*) weiter fort oder tritt ein Kreislaufversagen auf, so muss unverzüglich eine Herzoperation durchgeführt werden. Ein notfallmäßiger Herzklappenersatz muss außerdem erfolgen, wenn:

- bei der Herzultraschalluntersuchung (*Echokardiographie*) an der Herzklappe sich mit dem Blutstrom bewegende Strukturen (z. B. Klümpchen, die aus Bakterien und Blutgerinnseln bestehen) gesichert werden;
- sich neben der Herzklappe Höhlen bilden;
- wiederholt Bakterienklümpchen in den Körper gestreut werden (septische Embolien);
- die Bakterien eine Struktur (Atrioventrikular-Knoten, siehe S. 10) im Bereich der Herzklappe einschmelzen, die den elektrischen Herzstrom von den Vorhöfen zu den Hauptkammern weiterleitet, um somit das Zusammenziehen (Kontraktion) der Hauptkammern auszulösen;
- die Nieren versagen und die Urinproduktion einstellen.

Von einer bakteriellen Entzündung am häufigsten betroffen ist die Aortenklappe, am zweithäufigsten die Mitralklappe. Bei der Entzündung der Aortenklappe können auch Bakterien auf die Mitralklappe gelangen, wobei sich der entzündliche (infektiöse) Prozess dann auch im Bereich der Mitralklappe fortsetzt.

Wie gelangen denn die Bakterien zur Herzklappe? Meistens ist die genaue Ursache der Entzündung nicht nachweisbar. So können z. B. bei einer Zahnbehandlung, bei endoskopischen Untersuchungen oder Eingriffen an infizierten Herden Bakterien in die Blutbahn gelangen. Gelingt es den Bakterien, sich an einer – meist schon vorher geschädigten – Herzklappe anzusiedeln, kommt es zur Ausbildung einer bakteriellen Endokarditis. Deshalb sollte bei Risikopatienten und der Gefahr von Verschleppung von Bakterien ins Blut eine vorbeugende Antibiotikatherapie (Endokarditisprophylaxe) durchgeführt werden. Zu den Risikopatienten gehören Patienten mit erkrankten oder künstlichen Herzklappen.

Bei Drogenabhängigen werden durch den Umgang mit unsauberen, mehrfach verwendeten (nicht sterilen) Spritzenkanülen Bakterien ins Blut gespritzt. Auf diesem Wege gelangen die Bakterien über die Venen zunächst in das rechte Herz. Hier angekommen, zerstören sie die Dreizipfelklappe (Trikuspidalklappe) des rechten Herzens. Selten werden dabei auch die Pulmonalklappe oder die Herzklappen des linken Herzens befallen. Auch durch infizierte Kanülen in den Venen (Venenkatheter), z. B. im Krankenhaus, können Bakterien in das rechte Herz verschleppt werden.

In der Regel lassen sich jedoch Infektionen des Herzens oder der Herzklappen mit Antibiotika behandeln. In einigen Fällen kann die Schädigung einer oder mehrerer Herzklappen aber so schwerwiegend sein, dass eine Herzklappenoperation erforderlich wird. Die Gefahr, dass nach einem Herzklappenersatz infolge einer ausgeheilten bakteriellen Herzinnenhautentzündung erneut eine Infektion auftritt, ist um das 10 fache höher als bei nichtinfizierten Klappen.

■ Die *Degeneration der Herzklappen* betrifft überwiegend die Aortenklappe. Dabei kommt es im Laufe des Lebens durch die Belastung zu altersbedingten Veränderungen der Herzklappen, die mit einer Klappenverkalkung einhergehen können. Dadurch kann eine Ventilfunktionsstörung der Herzklappen bedingt werden.

Welche Herzklappenfehler gibt es?

Im Folgenden wollen wir nun die einzelnen Herzklappenfehler näher betrachten. Dabei werden die Ursachen, die zur Entstehung der Schädigung der Herzklappen führen, die daraus folgenden Beschwerden sowie die Therapie und die Prognose beschrieben. Da die drei wichtigsten Ursachen – das rheumatische Fieber, die bakterielle Endokarditis und die degenerativen Veränderungen – bereits im vorangegangenen Kapitel ausführlich besprochen wurden, werden sie im Folgenden nur aufgelistet und nicht mehr näher erläutert. Zu den Herzklappenfehlern des linken Herzens zählen die Aortenklappenfehler und die Mitralklappenfehler, Klappenfehler des rechten Herzens sind Trikuspidalklappenfehler und Pulmonalklappenfehler.

▪ 1. Aortenklappenfehler

Bei den Aortenklappenfehlern gibt es sowohl verengte (stenosierte) als auch schlussundichte (insuffiziente) Klappenventile. Man unterscheidet:
- Aortenklappenstenose,
- Aortenklappeninsuffizienz,
- kombinierte Aortenklappenerkrankungen.

Bei kombinierten Aortenklappenerkrankungen liegt sowohl eine Klappenverengung als auch eine Klappenschlussundichtigkeit vor. Häufig ist das rheumatische Fieber ursächlich für diese Klappenerkrankung. Daneben können auch eine von Geburt an veränderte Herzklappe (z. B. eine bikuspide Klappe) oder degenerative Veränderungen zu einer Kombination von Stenose und Insuffizienz führen. Je nachdem, ob die Stenose oder die Insuffizienz überwiegt, spricht man dann von einem kombinierten Aortenklappenvitium mit führender Stenose bzw. führender Insuffizienz.

Aortenklappenstenose

Bei einer Aortenklappenstenose ist die Ausflussbahn aus dem linken Herzen in die große Hauptschlagader (Aorta) verengt (stenosiert). Zur Erinnerung: Die Aortenklappe stellt das Ventil dar, das beim Austreiben des Blutes aus dem linken Herzen in die Aorta den Blutrückfluss in das Herz verhindert.

Dabei erfolgt eine Einteilung der Aortenstenosen je nach Lokalisation der Verengung:
- *valvulär*: die Verengung betrifft die Aortenklappe selbst. Dies ist die eigentliche Aortenklappenstenose, die am häufigsten vorkommt;

▪ *subvalvulär:* eine Verengung der Ausflussbahn des linken Herzens unterhalb der Herzklappe, z. B. durch eine Verdickung des Herzmuskelgewebes im Bereich des Ausflusstraktes des linken Herzens im Rahmen einer Herzmuskelerkrankung, die sich „hypertrophische obstruktive Kardiomyopathie" nennt, oder, seltener, durch ein von Geburt an bestehendes Häutchen (eine Membran) oder einen bindegewebigen Ring;

▪ *postvalvulär (supravalvulär):* dies ist eine seltene angeborene Mißbildung. Dabei liegt eine Verengung der Aorta oberhalb der Aortenklappe vor oder eine bindegewebige Scheidewand, ein feines Häutchen mit einer kleinen Öffnung direkt oberhalb der Aortenklappe.

■ **Welche Ursachen für die Entstehung einer Aortenklappenstenose gibt es?** Die degenerativ-verkalkenden Klappenveränderungen sind im Alter am häufigsten. Weitere Ursachen sind das rheumatische Fieber, die bakterielle Endokarditis und angeborene abnormale Klappenveränderungen.

Eine angeborene Klappenveränderung stellen verschmolzene Klappensegel dar (*Kommissurenverschmelzung*). Je nach Ausmaß der Klappenmissbildung kann eine wirksame Verengung der Herzklappe schon bei der Geburt vorliegen oder sich erst im Laufe der Zeit, meist innerhalb der ersten drei Lebensdekaden, entwickeln.

Manchmal setzt sich die Aortenklappe nicht aus drei, sondern nur aus zwei Segeln (Taschensegeln) zusammen. Man bezeichnet sie dann als *bikuspide Klappe.*

Eine abnorme Architektur der Herzklappe ist den Belastungen durch den Stress des Blutflusses nicht so gut gewachsen wie eine gesunde Klappe. Dies führt dazu, dass sich hier vermehrt Klappenverkalkungen und schließlich Versteifungen und Verengungen der Klappenöffnung bilden können.

■ **Welche Beschwerden verursacht die Aortenklappenstenose?** Bevor sich die Klappenöffnungsfläche auf etwa ein Drittel der Norm reduziert hat, macht sich die Aortenklappenstenose für den Betroffenen selten bemerkbar. Somit verursachen leichtgradige Verengungen der Aortenklappe meist keine Beschwerden.

Treten deutliche Beschwerden auf, dann liegt bereits eine höhergradige Aortenstenose vor. Die drei wichtigsten Symptome (*Kardinalsymptome*) einer Aortenklappenstenose sind die kurzzeitige Bewusstlosigkeit (*Synkope*), die Luftnot bei Belastung und die *Angina pectoris* (Herzschmerzen); sie treten bei einer Minderversorgung des Herzens mit Blut auf.

Das Herz muss das Blut mit erhöhtem Druck durch das verengte Ventil, die Aortenklappe, austreiben. Das bedeutet mehr Arbeit für das Herz. Um dieser zusätzlichen Leistung besser gewachsen zu sein, nimmt das linke Herz an Muskelmasse zu (*Hypertrophie*). Dadurch kann eine schwere Aortenstenose jahrelang bestehen, ohne dass eine Einschränkung der körperlichen Leistungsfähigkeit auftritt. Im Laufe der Zeit, meist in der 5.–7. Lebensdekade, gelingt es dem Herzen nicht mehr, diesen Zustand auf Dauer auszugleichen (zu kompensieren), so dass zeitweise zu wenig Blut in den Körperkreislauf gelangt (die Leistungsfähigkeit nimmt ab). Dies führt dann bei unzureichender Hirndurchblutung zu Schwindelanfällen und kurzzeitiger Bewusstlosigkeit (Synkopen). Oft tritt zunächst nur eine sehr langsam zunehmende Müdigkeit und Atemnot mit einer schrittweisen Verringerung der Leistungsfähigkeit auf.

Zur Atemnot kommt es durch folgenden Mechanismus: Das Herz kann durch die Aortenstenose nicht das ganze Blut wegpumpen, das aus der Lunge sauerstoffreich zurück in das linke Herz kommt. Durch den Blutrückstau erhöht sich der Druck in den kleinsten Lungengefäßen, daher wird Flüssigkeit aus dem Blut in das Lungengewebe gepresst. Dadurch wird der Sauerstoffaustausch beeinträchtigt, was zur Luftnot (*Dyspnoe*) führt. Hält sich diese in das Lungengewebe gepresste Flüssigkeitsmenge noch im Rahmen, so treten die Atembeschwerden meist erst bei Anstrengung auf. Bei schweren, fortgeschrittenen Fällen kann sich sehr viel Flüssigkeit in der Lunge befinden, man spricht dann von einem *Lungenödem*. Hier hat der Patient meist schon in Ruhe zu wenig Luft, manchmal muss in solchen Fällen bis zur Besserung des Zustandes sogar eine künstliche Beatmung durchgeführt werden. Ist der Rückstaudruck in der Lunge sehr groß, können auch rote Blutkörperchen durch die Gefäßwände in die Lungenbläschen (*Alveolen*) gelangen, und die Betroffenen husten blutigen Schleim (*Herzhusten*).

Zur medikamentösen Therapie werden wasserausschwemmende Medikamente eingesetzt, die die Flüssigkeit in der Lunge verringern. Dies führt zu einer Besserung der Atmung und damit der Atemnot.

■ **Was sind die Ursachen der Angina pectoris, der Herzschmerzen, bei einer Aortenklappenstenose?** Aufgrund der oben schon beschriebenen Zunahme der Muskelmasse des Herzens reicht das Herzgefäßsystem zur Blutversorgung des Herzens selbst nicht mehr aus. Die Herzgefäße werden durch den erhöhten Druck in der linken Hauptkammer komprimiert. Dies verursacht zusätzlich eine Verringerung der Blutversorgung des Herzens. Nicht selten liegt neben der Aortenklappenstenose noch eine koronare Herzerkrankung vor, die durch die Verengung der Herzkranzgefäße natürlich auch eine Minderdurchblutung des Herzens und damit Angina pectoris auslösen kann.

Oft treten auch Herzrhythmusstörungen auf. Eine Gefahr bei einer hochgradigen Aortenklappenstenose ist der plötzliche Herztod. Das Herz ist erschöpft und pumpt nicht mehr genügend Blut zur Aufrechterhaltung des Kreislaufs durch die hochgradig verengte Aortenklappe, so dass die lebenswichtigen Organfunktionen (z. B. die des Gehirns) nicht mehr aufrecht erhalten werden können. Innerhalb weniger Minuten tritt der Tod ein. In diesen Fällen führt meist auch eine sofort eingeleitete Wiederbelebung nicht zum gewünschten Erfolg, da durch die Herzdruckmassage von außen kein ausreichender Druck aufgebaut werden kann, um das Blut durch die verengte Aortenklappe aus dem Herzen zu befördern.

Dies macht deutlich, dass eine hochgradige Aortenklappenstenose eine sehr ernst zu nehmende Erkrankung ist, deren Behandlung auf keinen Fall auf die lange Bank geschoben werden darf.

■ **Welche Therapiemöglichkeiten gibt es bei einer Aortenklappenstenose?** Bei leichten bis mittelgradigen Aortenklappenstenosen sollten Sie sich körperlich schonen. In gewissem Rahmen kann auch eine medikamentöse Therapie helfen, die Herzarbeit zu unterstützen, z. B. durch wasserausschwemmende Medikamente.

Ein Herzklappenersatz ist immer dann erforderlich, wenn aufgrund der Klappenverengung bereits Beschwerden aufgetreten sind oder aber auch bei hochgradiger Stenose ohne Beschwerden. Manche Patienten kommen erst spät zum Herzklappenersatz, so dass der Herzmuskel durch die jahrelange Überlastung bereits geschädigt ist. Dabei ist es äußerst wichtig, die Herzklappenoperation durchzuführen, ehe der Herzmuskel unwiderrufliche Pumpstörungen aufweist.

■ **Wie ist die Prognose einer Aortenklappenstenose?** Erfolgt keine Operation, so kann statistisch gesehen folgende mittlere Lebenserwartung vom Zeitpunkt des Auftretens der Beschwerden bis zum Tod angenommen werden:

- Angina pectoris: 3 Jahre,
- kurzzeitige Bewusstlosigkeit (Synkopen): 3 Jahre,
- Luftnot: 2 Jahre,
- Pumpversagen des Herzens: 1,5–2 Jahre,
- Herzrhythmusstörungen des Vorhofes: 1 Jahr.

Die Notwendigkeit des Herzklappenersatzes zum richtigen Zeitpunkt macht auch folgende Tatsache deutlich: Mehr als 80% der Patienten, die an einer Aortenklappenerkrankung sterben, haben die Symptome kürzer als 4 Jahre. Ein Herzversagen ist bei diesen Patienten bis zu zwei Dritteln die Todesursache.

Aortenklappeninsuffizienz

Bei der Aortenklappeninsuffizienz schließt die Herzklappe nicht mehr. Am Ende der Blutaustreibungsphase (Systole) des Herzens läuft ein Teil des in die Aorta gepumpten Blutes durch das undichte Ventil, die Aortenklappe, wieder in die linke Hauptkammer zurück. Dieser Ventildefekt beruht darauf, dass sich die Taschensegel der Aortenklappe, z. B. weil sie geschrumpft sind, nicht mehr aneinanderschmiegen (koaptieren) können. Das Blut pendelt dabei hin und her, man spricht hier auch von *Pendelblut*.

■ **Welche Ursachen für die Entstehung einer Aortenklappeninsuffizienz gibt es?** Der häufigste Auslöser einer Aortenklappeninsuffizienz ist das rheumatische Fieber (mit rheumatischer Endokarditis), häufig in Kombination mit einer Mitralstenose. Etwa drei Viertel der Patienten mit einer Aortenklappeninsuffizienz sind Männer. Dagegen tritt bei Frauen mit einer Aortenklappeninsuffizienz häufiger zusätzlich noch eine Mitralklappenerkrankung auf.

Des Weiteren kommen die bakterielle Endokarditis und eine über das normale Maß erweiterte Aorta (*Aortenaneurysma*) in Frage. Bei der Aortenerweiterung entsteht die Schlussunfähigkeit der Herzklappe durch eine Erweiterung des Klappenrings, so dass die Segel zu kurz sind und sich zum Verschluss nicht mehr treffen können. Seltener wird eine Aortenklappeninsuffizienz durch Lues (Mesaortitis luica) oder Bindegewebserkrankungen (wie z. B. das Marfan-Syndrom oder das Ehlers-Danlos-Syndrom) ausgelöst. Auch ein Trauma, z. B. ein Autounfall, kann eine Aortenklappeninsuffizienz zur Folge haben. Selten liegt eine angeborene Aortenklappeninsuffizienz vor.

■ Welche Beschwerden verursacht die Aortenklappeninsuffizienz?

Die Beschwerden, die eine Aortenklappeninsuffizienz hervorrufen, sind von dem Ausmaß des Pendelblutes, also dem Grad der Verschlussunfähigkeit der Herzklappe, abhängig. Auch hier treten bei leichter Aortenklappeninsuffizienz keine Beschwerden auf.

Die meisten Patienten mit leichter bis mittelmäßiger Aortenklappeninsuffizienz können ein normales Leben mit einer normalen Lebenserwartung führen.

Nimmt das Leck (die Verschlussundichtigkeit) zu, steigert sich auch das Pendelblutvolumen. Das Herz muss mehr arbeiten. Nach einer gewissen Zeit bewältigt das linke Herz diese zusätzliche Belastung nicht mehr. Es beginnt sich auszuweiten und kann schließlich durch Überdehnung ganz versagen.

Bei einer lange bestehenden, schweren Aortenklappeninsuffizienz ist eines der ersten Zeichen oft ein unangenehmes Bewusstwerden des Herzschlags, vor allem beim Liegen. Der Kopf kann dabei pulssynchron nicken. Ein beschleunigter Herzschlag bei körperlicher und seelischer Belastung sowie Herzrhythmusstörungen können jahrelang vorliegen, bevor sich Atemnot einstellt. Die Patienten leiden zusätzlich unter einer Leistungsminderung. Verstärktes Schwitzen, Brustschmerzen (Angina pectoris/Blutminderversorgung) und übertriebenes Schlagen des Herzens an die Brustwand können neben der Atemnot auftreten. Die Atemnot ist Folge der gesteigerten Linksherzbelastung. Der Blutrückstau im Herzen, bedingt durch das Pendelblut, setzt sich bis in die Lungengefäße fort, in denen dadurch der Druck erhöht wird, so dass Flüssigkeit in das Lungengewebe austritt (Lungenödem). Dadurch wird die Sauerstoffaufnahme in das Blut beeinträchtigt. Man leidet an Atemnot. Dieser Blutrückstau kann sich im Spätstadium bis in das rechte Herz und den Körper ausdehnen, so dass es zu Flüssigkeitsansammlungen in der Leber, dem Bauchraum (*Ascites*) oder den Knöcheln (*Knöchelödeme*) kommt.

Eine akute von Krankheitserregern verursachte Klappenentzündung (infektiöse Endokarditis) oder ein Trauma (Brustkorbprellung am Steuerrad bei einem Autounfall) kann zu einer plötzlich eintretenden, schwerwiegenden Aortenklappeninsuffizienz führen. Unter diesen Umständen hat das Herz keine Chance, sich den veränderten Bedingungen anzupassen. Das linke Herz erreicht rasch seine Kompensationsgrenze, was sich in einer instabilen Kreislaufsituation widerspiegelt. Eine notfallmäßige Herzklappenoperation ist erforderlich.

■ **Welche Therapiemöglichkeiten gibt es bei einer Aortenklappeninsuffizienz?** Bei der Behandlung einer Aortenklappeninsuffizienz ist der Zeitpunkt der Operation das Entscheidende. Dabei muss berücksichtigt werden, dass Patienten mit einer lang bestehenden (chronischen) Aortenklappeninsuffizienz erst dann über Beschwerden klagen, wenn der Herzmuskel bereits durch die jahrelange Mehrarbeit geschädigt ist. Dann ist es meistens schon relativ spät, und die Herzfunktion kann oft durch einen Herzklappenersatz nicht mehr verbessert werden. Deswegen ist es für den Erhalt der Leistungsfähigkeit des Herzens wichtig, sich bei bekannter Aortenklappeninsuffizienz mindestens jedes halbe Jahr einer ärztlichen Kontrolluntersuchung zu unterziehen. Dabei wird Ihr Arzt oder Ihre Ärztin Sie nach Ihren Beschwerden fragen und eine Herzultraschalluntersuchung durchführen, die es erlaubt, den Schweregrad der Schlussundichtigkeit der Aortenklappe festzustellen. Dies gewährleistet, den richtigen Zeitpunkt für den Herzklappenersatz zu finden, bevor das Herz Schaden nimmt und

sich schwere Beschwerden bei den Patienten eingestellt haben. Solange Sie keine Beschwerden (*Symptome*) haben – in diesem Falle
spricht man von einer asymptomatischen Aortenklappeninsuffizienz – und das linke Herz in seiner Funktion nicht beeinträchtigt ist, kann mit der Operation noch zugewartet werden. Erweitert sich die linke Herzkammer, was mittels Ultraschall festgestellt
werden kann, dann sollte eine Herzklappenoperation auch bei
subjektiver Beschwerdefreiheit durchgeführt werden.

◼ **Wie ist die Prognose einer Aortenklappeninsuffizienz?** Die Operation ist die Hauptbehandlung der Aortenklappeninsuffizienz. Wie
bei den Patienten mit einer Aortenklappenstenose erhöht sich jedoch das operative Risiko für den Aortenklappenersatz mit zu-
nehmender Schädigung des linken Herzens (*Linksherzinsuffizienz*) zum Zeitpunkt der Operation. Die mittlere Lebenserwartung wird ebenso vom Ausmaß der Schädigung des linken Herzens bestimmt. Die Überlebensrate nach dem rechtzeitigen Herzklappenersatz ist günstig und vom Ausgangsalter sowie von vorliegenden Begleiterkrankungen abhängig.

◼ **2. Mitralklappenfehler**

Auch hier gibt es, wie bei den Aortenklappenfehlern, verengte
(stenosierte) und schlussundichte (insuffiziente) Klappenventile;
man unterscheidet:
◼ Mitralklappenstenose,
◼ Mitralklappeninsuffizienz,
◼ kombinierte Mitralklappenerkrankungen.

Zur Erinnerung: Die Mitralklappe trennt den linken Vorhof von
der linken Hauptkammer. Die gesunde Mitralklappe erlaubt dem
Blut den Übertritt vom Vorhof in die Hauptkammer und verhindert bei der Hauptkammerkontraktion ein Zurückfließen des Blutes in den linken Vorhof. Bei einer Mitralklappenstenose ist die
Herzklappe verengt, bei einer Mitralklappeninsuffizienz liegt eine
Schlussundichtigkeit der Herzklappe vor.

Bei kombinierten Mitralklappenerkrankungen ist die Mitralklappe so verändert, dass sie sowohl verengt als auch schlussundicht ist. Die Blutpassage aus dem linken Vorhof in die linke Hauptkammer ist daher erschwert, aber es fließt auch Blut bei der Kontraktion der linken Hauptkammer in den linken Vorhof zurück, weil sich die Herzklappe aufgrund der Veränderungen nicht ausreichend schließen kann. Je nach Schweregrad dieser Situation kann auch hier ein Herzklappenersatz erforderlich werden.

Mitralklappenstenose

Bei einer Mitralklappenstenose ist die Mitralklappenöffnungsfläche um mehr als die Hälfte verringert. Meistens sind dabei die beiden Klappensegel miteinander verschmolzen und strukturverdickt. Um das Blut durch die verengte Mitralklappe aus dem linken Vorhof in die linke Hauptkammer zu pumpen, ist nun ein abnorm erhöhter Druck erforderlich.

■ **Welche Ursachen für die Entstehung einer Mitralklappenstenose gibt es?** Das rheumatische Fieber (mit rheumatischer Herzinnenhautentzündung) stellt den Hauptauslöser für die Entstehung einer Mitralklappenstenose dar. 40% aller Patienten, bei denen eine rheumatisch bedingte Herzerkrankung beobachtet wurde, leiden an einer Mitralklappenstenose. Zwei Drittel der betroffenen Patienten sind Frauen. Auch der berühmte Komponist und Dirigent Gustav Mahler litt an einer Mitralklappenstenose.

Seltener sind die bakterielle Endokarditis (meist z. B. im Zusammenhang mit einer Aortenklappenentzündung) oder angeborene Klappenfehler für die Mitralklappenstenose ursächlich.

■ **Welche Beschwerden verursacht die Mitralklappenstenose?** Ist die Mitralklappenstenose nur leicht, treten im Allgemeinen unter normalen Bedingungen keine Beschwerden auf. Jedoch können sich bei schwerer körperlicher Anstrengung bereits Symptome, wie z. B. eine Minderung der Leistungsfähigkeit, einstellen.

Zur Erinnerung: Bei einer Mitralklappenstenose ist die Blutpassage aus dem Vorhof in die Hauptkammer durch die zu kleine Öffnung der Mitralklappe erschwert. Die Beschwerden, an denen die Betroffenen leiden, werden im Wesentlichen durch die Druckerhöhung bestimmt, die nötig ist, um das Blut durch die verengte Mitralklappe aus dem linken Vorhof in die linke Hauptkammer zu pumpen. Dabei vergrößert sich häufig auch der linke Vorhof. Letzteres verursacht nicht selten Rhythmusstörungen auf Vorhofebene (*Vorhofflimmern*). Der vergrößerte Vorhof und die Rhythmusstörung begünstigen die Entstehung von Blutgerinnseln im Herzen, die, wenn sie sich lösen, das Herz verlassen, um anderen Orts im Körper zu einer Verstopfung von Schlagadern zu führen (*Embolie*). Gelangen die Blutgerinnsel in das Gehirn, können sie dort einen Schlaganfall verursachen. Die losgelösten Blutgerinnsel können unter anderem auch zu einem plötzlichen Verschluss der Bein- oder Armschlagadern führen oder die Durchblutung anderer Organe, wie z. B. Niere oder Darm, gefährden. Durch den Blutrückstau vom linken Vorhof über die Lungenvenen in die Lunge tritt zunächst bei Belastung oder beim Lagewechsel vom Stehen zum Liegen Luftnot (*Dyspnoe*) auf. Später kommt es auch unter Ruhebedingungen zur Luftnot. Steigt der Druck in den Lungengefäßen über ein gewisses Maß an, tritt Flüssigkeit aus den Lungengefäßen in das Lungengewebe aus. Man spricht dann von einem *Lungenödem*. Durch die Druckerhöhung im Lungengefäßsystem können manchmal auch kleine Gefäße platzen, die Betroffenen husten blutigen Schleim. Durch den abnorm erhöhten Druck im Lungengefäßsystem muss das rechte Herz mehr Druck aufbringen, um das Blut in die Lunge zu pumpen. Ist es dieser Mehrarbeit nicht gewachsen, erweitern sich die rechten Herzkammern, und es kann zum Rechtsherzversagen kommen. Durch die Erweiterung der rechten Herzkammern können zusätzlich die rechten Herzklappen nicht mehr dicht schließen, sie werden insuffizient. Arbeitet das rechte Herz nun nicht mehr ausreichend, staut sich das Blut über die großen Venen, die das sauerstoffarme Blut zum rechten Herzen bringen, im Körper zurück. So tritt auch hier Flüssigkeit aus den Gefäßen in das Gewebe, so dass die Patienten z. B. eine Leberstauung und geschwollene Beine bekommen können.

Bei fortgeschrittener Erkrankung haben die Patienten eine typische Wangenröte, die man im Fachjargon als „*Facies mitralis*" bezeichnet.

■ **Welche Therapiemöglichkeiten gibt es bei einer Mitralklappenstenose?** Ob eine medikamentöse Therapie ausreicht, hängt von verschiedenen Faktoren ab. Dazu zählt der Schweregrad der Beschwerden, das Auftreten von therapieresistenten Rhythmusstörungen auf Vorhofebene, Einschränkungen der Herzfunktion und letztlich auch der Verengungsgrad der Herzklappe. In Abhängigkeit von diesen Kriterien kann es erforderlich sein, die Mitralklappenverengung durch eine Operation, alternativ mittels Ballonkatheter (Plastikschlauch mit aufblasbarem Ballon an der Spitze), zu sprengen oder aber auch die Herzklappe durch eine künstliche zu ersetzen. Manchmal kann die Verengung der Mitralklappe auch wieder repariert werden, indem man die verklebten Segel voneinander trennt. In diesem Fall ist dann kein Herzklappenersatz notwendig. Meist verändert sich jedoch die auf diese Art und Weise wiederhergestellte Mitralklappe im Laufe der Zeit, so dass nach ein paar Jahren doch ein Herzklappenersatz erforderlich wird. Letzteres gilt auch für Mitralklappenstenosen, die durch eine Sprengung wieder eröffnet wurden.

■ **Wie ist die Prognose einer Mitralklappenstenose?** Treten erstmals ernste Symptome auf, ist ein Mitralklappenersatz unumgänglich, da die Erkrankung sonst innerhalb von ungefähr 2–5 Jahren zum Tod führt.

Die 5-Jahres-Überlebensrate ohne Operation bei mittelgradig verengter Mitralklappe beträgt etwa 60%, bei hochgradiger Verengung etwa 10%, nach rechtzeitiger Klappensprengung etwa 80%.

Mitralklappeninsuffizienz

Zur Erinnerung: Eine Mitralklappeninsuffizienz entsteht, wenn sich die zwei Mitralsegel nicht mehr zum Schluss der Klappe aneinander schmiegen können. Ein Teil des Blutes aus der linken Hauptkammer gelangt so während des Zusammenziehens (Kontraktion) der linken Hauptkammer nicht in die große Körperschlagader (Aorta), sondern wird durch die undichte Mitralklappe wieder zurück in den linken Vorhof gepumpt.

■ **Welche Ursachen für die Entstehung einer Mitralklappeninsuffizienz gibt es?** Bei etwa 40% der Patienten mit einer Mitralklappeninsuffizienz liegt eine langbestehende rheumatische Herzerkrankung vor. Im Gegensatz zur Mitralstenose überwiegt bei der rheumatisch bedingten Mitralinsuffizienz der Anteil der Männer.

Daneben kann auch die bakterielle Endokarditis zu einer Mitralklappeninsuffizienz führen.

Eine plötzliche Mitralklappeninsuffizienz kann im Rahmen eines Herzinfarktes auftreten. Dabei sterben aufgrund der Blutmangelversorgung die kegelförmigen Muskelvorsprünge (*Papillarmuskeln*) der linken Herzinnenwand ab. Zur Erinnerung: In diesen Muskelvorsprüngen sind die Klappensegel der Mitralklappe über Sehnenfäden verankert. Bei einem Herzinfarkt kann ein Riss in dem abgestorbenen Bereich der Muskelvorsprünge zur Schlussundichtigkeit der Mitralklappe führen. Solche Risse können auch bei unfallbedingten Herzverletzungen auftreten.

Auch ein *Mitralklappenprolaps* kann eine Mitralklappeninsuffizienz verursachen: In diesem Fall schlägt eines der beiden Klappensegel beim Klappenschluss bis in den Vorhof vor, so dass sich die Segel nicht zum Klappenschluss aneinander schmiegen können. Die Klappe ist undicht. Manchmal lässt sich für das Vorfallen (*Prolabieren*) eines Klappensegels keine Ursache finden; teils kann es angeboren oder aber auch Folge eines Herzinfarktes sein.

Ebenso kann es als Folge einer Klappensprengung, beim Abriss von Klappensehnenfäden oder bei einer Überdehnung des linken Herzens zur Schlussundichtigkeit der Mitralklappe kommen.

Im Alter kann der Klappenring der Mitralklappe aus unklarer Ursache verkalken und ebenfalls eine Mitralklappeninsuffizienz hervorrufen. Letzteres findet man am häufigsten bei älteren Frauen.

Selten ist die Mitralklappeninsuffizienz angeboren.

■ **Welche Beschwerden verursacht die Mitralklappeninsuffizienz?** Bei der Mitralklappeninsuffizienz wird in der Blutauswurfphase Blut zurück durch das undichte Klappenventil in den linken Vorhof gepumpt. Man spricht auch hier, wie bei der Aortenklappeninsuffizienz, von Pendelblut. Dadurch erhöht sich der Druck im linken Vorhof. Diese Druckerhöhung wird in die Lunge weitergeleitet.

Patienten mit leichterer Mitralklappeninsuffizienz haben meistens keine Beschwerden. Letztere treten erst dann auf, wenn durch das nicht effizient weiter gepumpte Pendelblutvolumen das Herz überlastet ist. Es kommt dann zu Leistungsminderung, Müdigkeit, Schwäche, Luftnot bei Belastung und Flachlagerung oder zu Husten von blutigem Schleim. Durch das in den linken Vorhof zurück gepumpte Blut vergrößert sich dieser. Dies führt meistens zu Herzrhythmusstörungen des Vorhofs (Vorhofflimmern oder Vorhofflattern). Wie bei der Mitralstenose, allerdings seltener, können sich unter diesen Bedingungen Blutgerinnsel im linken Vorhof bilden, die sich lösen und Embolien verursachen. Durch den Blutrückstau über den linken Vorhof in die Lunge kann als Folge einer Mitralinsuffizienz im fortgeschrittenen Stadium auch das rechte Herz versagen, da es über lange Zeit gegen den in den Lungen erhöhten Druck arbeiten musste. Die Folgen eines Rechtsherzversagens erklären sich durch den Blutrückstau in die Körpervenen. Dabei tritt aus den Lebergefäßen Flüssigkeit in die Leber. Diese Leberstauung verursacht Schmerzen. Die Flüssigkeit, die anderen Orts aus den Gefäßen in das Gewebe austritt, führt z.B. zu Wassereinlagerungen in den Knöcheln (Knöchelödeme) oder zur Flüssigkeitsansammlung in dem Bauchraum (Ascites).

Tritt eine schwere Mitralklappeninsuffizienz ganz plötzlich auf, z.B. im Rahmen eines Herzinfarktes, dann hat das Herz keine Zeit, sich an die neuen Bedingungen zu gewöhnen, es kapituliert, d.h. es versagt.

■ **Welche Therapiemöglichkeiten gibt es bei einer Mitralklappeninsuffizienz?** Patienten mit einer Mitralinsuffizienz, die keine Beschwerden haben oder erst bei schwerer körperlicher Belastung über Beschwerden klagen, benötigen keinen Herzklappenersatz. Sie sollten körperliche Aktivitäten einschränken, die eine extreme Müdigkeit oder Luftnot erzeugen. Die Patienten können so jahrelang mit nur geringem Fortschreiten ihrer Herzerkrankung leben. Zusätzlich ist eine salzarme Ernährung empfehlenswert. Die Herzarbeit kann durch entsprechende Medikamente unterstützt werden. In fortgeschrittenen Fällen verringern Medikamente (z.B. Marcumar), die die Blutgerinnung herabsetzen, die Bildung von Blutgerinnseln (*Thromben*) in den Beinvenen und damit auch die

Gefahr einer Lungenembolie. Ebenso wird die Entstehung von Blutgerinnseln im linken Vorhof, wenn er bereits vergrößert ist und Vorhofrhythmusstörungen vorliegen, verringert. Damit wird auch die Gefahr einer Embolie in den Körper reduziert.

Eine Herzklappenoperation ist dann erforderlich, wenn eine mittelschwere bis schwere Mitralklappeninsuffizienz vorliegt. Dabei leiden die Patienten schon bei geringer Belastung oder bereits unter Ruhebedingungen an Beschwerden. Weitere Kriterien für eine Mitralklappenoperation sind neu aufgetretene, mit Medikamenten nicht zu behandelnde Vorhofrhythmusstörungen sowie die Verschlechterung der Herzfunktion. In manchen Fällen lässt sich die Mitralklappe bei der Operation wieder reparieren, so dass kein Klappenersatz notwendig ist.

■ **Wie ist die Prognose der Mitralklappeninsuffizienz?** Die 5-Jahres-Überlebensrate bei mittelschwerer und schwerer Mitralklappeninsuffizienz beträgt ohne Operation 25–40%, nach Mitralklappenersatz 60–80%. Auch diese Zahlen machen deutlich, wie wichtig die Entscheidung zur rechtzeitigen Herzklappenoperation für das Überleben des Betroffenen ist.

■ **Klappenfehler des rechten Herzens:**
3. Trikuspidalklappenfehler, 4. Pulmonalklappenfehler

Die Klappenfehler des rechten Herzens können ebenso wie die des linken erworben oder angeboren sein.

Die Herzklappen des rechten Herzens, die Trikuspidal- und die Pulmonalklappe, sind wesentlich seltener von Klappenerkrankungen betroffen als die des linken Herzens. Das liegt im Wesentlichen daran, dass das rechte Herz ein Niederdrucksystem ist und somit dessen Herzklappen weniger mechanisch beansprucht werden.

Bei einer verengten Trikuspidalklappe spricht man von einer *Trikuspidalklappenstenose*, bei einer schlussundichten Trikuspidalklappe von einer *Trikuspidalklappeninsuffizienz*. Auch bei der Trikuspidalklappenerkrankung können eine Verengung und eine Schlussundichtigkeit gleichzeitig vorliegen. Man spricht dann von einem *kombinierten Trikuspidalklappenvitium.* Verursacher ist auch hier gewöhnlich das rheumatische Fieber. In Abhängigkeit vom Schweregrad kann ebenfalls eine operative Therapie erforderlich werden.

Bei einer verengten Pulmonalklappe liegt eine *Pulmonalklappenstenose* und bei einer schlussundichten Pulmonalklappe eine *Pulmonalklappeninsuffizienz* vor. Die Verengung der Pulmonalklappe ist meist angeboren und nur selten erworben, sie wird daher in aller Regel bereits in der Kindheit diagnostiziert und behandelt. Deshalb wird im Folgenden auch nicht näher auf die Pulmonalklappenstenose eingegangen.

Trikuspidalklappeninsuffizienz, Pulmonalklappeninsuffizienz

■ **Welche Ursachen für die Klappeninsuffizienz des rechten Herzens gibt es?** Die häufigste Ursache für erworbene Fehler der rechten Herzklappen ist eine bakterielle Herzinnenhautentzündung (Endokarditis). Selten ist das rheumatische Fieber die Ursache der Klappenerkrankung.

In der Mehrzahl der Fälle sind die Klappenfehler des rechten Herzens relative Klappeninsuffizienzen, d.h. hier überdehnt aufgrund eines Pumpversagens (beliebiger Natur, z.B. Rechtsherzinfarkt) des rechten Herzens die rechte Herzkammer. Dieser Überdehnung unterliegt dann auch der Klappenring der Trikuspidalklappe. Dadurch kann sich die Trikuspidalklappe während der Austreibungsphase des Herzens nicht mehr ganz schließen, so dass ein Teil des Blutes aus der rechten Herzkammer wieder zurück in den rechten Vorhof gelangt.

Die Schlussundichtigkeit der Pulmonalklappe wird häufig durch einen erhöhten Druck in den Lungenarterien oder Lungenvenen verursacht. Zu einer Blutdruckerhöhung im Lungenkreislauf können Lungenerkrankungen oder Klappenerkrankungen des linken Herzens führen. In diesen Fällen versagt die rechte Herzkammer und erweitert (dilatiert) sich infolge dessen. Durch die Überdehnung der rechten Herzkammer erweitert sich auch der Klappenring der Pulmonalklappe, die so beim Klappenschluss nicht mehr dicht schließt. Das Blut fließt während der Herzerschlaffungsphase (Diastole) aus der Lungenschlagader wieder in die rechte Herzkammer zurück, da die Pulmonalklappe ihre Ventilfunktion verloren hat.

Sehr selten wird die Pulmonalklappe von einer bakteriellen Herzinnenhautentzündung befallen.

▪ **Welche Beschwerden verursacht die Klappeninsuffizienz des rechten Herzens?** Die Beschwerden sind natürlich auch hier von dem Ausmaß der Schlussundichtigkeit der Klappen abhängig. Im Wesentlichen werden die Symptome durch das Rechtsherzversagen bestimmt. Ist die Pumpkraft des rechten Herzens nicht ausreichend, staut sich das Blut in den Körpervenen zurück. Die Halsvenen sind gestaut und dadurch vorspringend. Durch die Druckerhöhung in den Blutgefäßen tritt Flüssigkeit aus den Gefäßen in das Gewebe aus. Es entstehen Ödeme (Flüssigkeitsansammlungen), z. B. an den Knöcheln, im Bauchraum (Ascites) und in der Lungenhöhle (Pleuraergüsse). Die Leber vergrößert sich (Hepatomegalie) durch entsprechende Mengen an Flüssigkeit, die in das Lebergewebe eingelagert werden.

Bei den Betroffenen verursacht außerdem die Grunderkrankung Beschwerden, die zum Versagen des rechten Herzens geführt haben.

▪ **Welche Therapiemöglichkeiten gibt es bei einer Klappeninsuffizienz des rechten Herzens?** Durch die Behandlung der Auslöser des Rechtsherzversagens vermindert sich meist auch die Klappeninsuffizienz des rechten Herzens.

Bei Trikuspidalklappenfehlern, die bereits in Ruhe oder bei leichter Belastung zu Beschwerden führen, ist eine Operation indiziert. Eine Herzklappenoperation, die isoliert nur die Trikuspidalklappe betrifft, ist äußerst selten. Meistens sind Herzklappenerkrankungen des linken Herzens die Auslöser einer Trikuspidalklappeninsuffizienz, so dass hier primär eine Operation an den linken Herzklappen erfolgt und in diesem Rahmen dann auch die Trikuspidalklappe operiert wird. Meistens lässt sich eine schlussundichte Trikuspidalklappe wieder reparieren, nur selten ist ein Klappenersatz erforderlich.

Auch wenn die Trikuspidalklappe von einer bakteriellen Herzinnenhautentzündung befallen ist, die sich nicht mit Antibiotika behandeln lässt, kann eine Herzklappenoperation erforderlich werden. 1971 entfernte erstmals ein amerikanischer Herzchirurg, Dr. Augustin Arbulu, bei einem drogenabhängigen Patienten die infizierte, schlussundichte Trikuspidalklappe, gegen deren Krankheitserreger kein Antibiotikum mehr wirksam war. Durch die Entfernung der Infektionsquelle konnte die Infektion erfolgreich behandelt werden. Zu einem späteren Zeitpunkt wurde dann in den ausgeheilten, infektfreien Klappenring wieder eine Herzklappe eingesetzt (implantiert). Dies zeigt, dass man für eine begrenzte Zeit auch ohne Trikuspidalklappe leben kann.

Besteht im Lungenkreislauf jedoch ein nicht mehr therapierbarer Bluthochdruck, so sollte der Trikuspidalklappenfehler nicht korrigiert werden, da die Trikuspidalklappe dann als „Überdruckventil" für den Lungenkreislauf dient.

Eine Operation an einer schlussundichten Pulmonalklappe ist im Allgemeinen nicht nötig.

Zur **Prognose** der Trikuspidalklappeninsuffizienz siehe S. 39 „Wie ist die Prognose einer Trikuspidalklappenerkrankung?".

Trikuspidalklappenstenose

■ **Welche Ursachen für die Entstehung einer Trikuspidalklappenstenose gibt es?** Eine Verengung der Trikuspidalklappe ist eine relativ seltene Klappenerkrankung und im Allgemeinen rheumatischen Ursprungs. Frauen sind dabei viel häufiger betroffen als Männer.

Die rheumatisch bedingte Trikuspidalklappenstenose tritt allerdings fast niemals alleine auf, sondern geht meist mit einer Mitralklappenerkrankung einher.

Selten ist die Trikuspidalklappe von Geburt an oder durch das Karzinoid-Syndrom verengt.

■ **Welche Beschwerden verursacht die Verengung der Trikuspidalklappe?** Bei der Verengung der Trikuspidalklappe ist es schwierig für das Blut, in die rechte Hauptkammer zu gelangen. Das Blut staut sich in den Körpervenen, die das Blut zum rechten Herzen führen, zurück. Folglich tritt Flüssigkeit in die Gewebe aus. Beine und Knöchel sind geschwollen (Ödeme). Im Bauchraum oder in den Organen, z. B. der Leber, sammelt sich Flüssigkeit an. Bei schwerer Trikuspidalklappenstenose wird aufgrund der Leberstauung die Leberfunktion beeinträchtigt, so dass man an einer Gelbsucht erkranken kann.

Durch den Blutrückstau vergrößert sich der rechte Vorhof, was zu Rhythmusstörungen führen kann.

Manchmal steigt der Druck im rechten Vorhof bei schwerer Trikuspidalklappenstenose durch den Rückstau des Bluts über den des linken Vorhofs (normalerweise ist der Druck im rechten Vorhof niedriger als im linken Vorhof). Das Blut kann unter diesen Umständen durch ein von Geburt an bestehendes Ventil in der Vorhofscheidewand (*Foramen ovale*), sofern es sich nicht im Laufe der Zeit verschlossen hat, vom rechten in den linken Vorhof fließen. Man spricht dann von einem Rechts-Links-Shunt. Das Vermischen von sauerstoffarmem Blut aus dem rechten mit sauerstoffreichem Blut aus dem linken Vorhof führt dazu, dass die Haut der Betroffenen bläulich erscheint (*zyanotisch*).

Da die Trikuspidalklappenstenose meist mit einer Mitralklappenerkrankung vergesellschaftet ist, verursacht zunächst die Mitralklappenerkrankung Beschwerden.

Da bei der Trikuspidalklappenverengung nicht genügend Blut in das linke Herz gelangt, kann das linke Herz weniger Blut pro Minute durch den Körper pumpen, als eigentlich erforderlich wäre. Diese „Blutunterversorgung" des Körpers spüren wir als Schwächezustand. Die Leistungsfähigkeit ist herabgesetzt.

■ **Welche Behandlung ist bei einer Trikuspidalklappenstenose erforderlich?** Bei leichter Trikuspidalklappenstenose und ohne Beschwerden müssen keine therapeutischen Maßnahmen ergriffen werden. Treten jedoch bei leichter Belastung oder sogar schon in Ruhe Beschwerden auf, dann ist eine operative Therapie nötig. Meistens kann die Trikuspidalklappe repariert werden, so dass sie nur äußerst selten durch eine Klappenprothese ersetzt werden muss.

Bei Patienten mit einer Trikuspidalklappenstenose sollte zur Operationsvorbereitung eine strikte salzarme Diät in Kombination mit wassertreibenden Medikamenten durchgeführt werden, um die Leberstauung zu reduzieren und dadurch die Leberfunktion vor der Operation zu bessern. Dadurch lässt sich das Operationsrisiko mindern.

∎ **Wie ist die Prognose einer Trikuspidalklappenerkrankung?** Die Prognose der Trikuspidalklappenerkrankung ist von der Schwere der Klappenveränderung und den Begleiterkrankungen abhängig. Die Operationssterblichkeit beträgt zwischen 5 und 10%, unter Umständen kann sie, je nach Schwere der Erkrankung, noch höher sein.

Wie werden Klappenfehler von meiner Hausärztin oder meinem Hausarzt festgestellt?

∎ Zuerst werden Sie zu der Art Ihrer Beschwerden und den Bedingungen befragt, unter denen sie auftreten. Die **Krankengeschichte** (*Anamnese*) wird erhoben.

∎ Es folgt eine **körperliche Untersuchung.** Mit einem *Stethoskop*, das ist so eine Art „Hörrohr" für den Arzt, kann man die Geräusche, die die Herzklappen beim Klappenschluss verursachen, an bestimmten Punkten des Brustkorbes hören. Im Fachjargon spricht man von *auskultieren.* Beim Herzgesunden hört man in aller Regel nur die Töne, die beim Klappenschluss entstehen. Sind die Herzklappen erkrankt, entstehen charakteristische Strömungsgeräusche des Bluts (*Herzgeräusche*) beim Fluss durch die defekten Ventile und typische Geräusche bei Klappenöffnung oder -schluss. Damit lässt sich meist schon die erkrankte Herzklappe sowie deren Ventilstörung erkennen. Auch die Lautstärke des Herzgeräusches erlaubt eine Aussage über den Schweregrad der Klappenfunktionsstörung. Bei Patienten mit einer Kunststoffherzklappe lässt sich durch das Abhören (die Auskultation) der Klappenschlusstöne die Klappenfunktion auf einfache Weise überprüfen.

∎ Des Weiteren wird auch ein **EKG** (Elektrokardiogramm) geschrieben, das die elektrische Aktivität des Herzens widerspiegelt. Je nach Klappenerkrankung kann das EKG unauffällig sein, Zeichen der vermehrten Herzbelastung oder Rhythmusstörungen aufweisen. Bestehen neben der Herzklappenerkrankung auch noch Durchblutungsstörungen des Herzmuskels (eine koronare Herzerkrankung), können diese sich ebenfalls im EKG zeigen. Mit einem **Belastungs-EKG** lässt sich Ihre körperliche Leistungsfähigkeit testen. Dabei wird ein EKG aufgezeichnet, während Sie sich belasten, z. B. auf einem Spezialfahrrad (*Fahrradergometer*). Treten Rhythmusstörungen oder Herzdurchblutungsstörungen auf, können sie damit festgestellt werden. Bei einer höhergradigen Aortenklappenstenose ist es besser, kein Belastungs-EKG durchzuführen, da es durch die körperliche Belastung zu lebensbedrohlichen Komplikationen kommen kann.

■ Ein einfaches **Röntgenbild** des Brustkorbes gibt Informationen über die Herzgröße und -form. Bei manchen Klappenerkrankungen kommt es aufgrund der Mehrbelastung des Herzens zu einer typischen Veränderung des Herzschattens im Röntgenbild. Liegt eine Klappenringverkalkung vor, so kann man diese auch im Röntgenbild erkennen.

■ Die **Ultraschalluntersuchung** des Herzens, die *Echokardiographie*, gibt Auskunft über die Herzklappenmorphologie, d. h. ob die Klappensegel zart, verdickt oder verkalkt sind. Sehr gut eignet sich diese Untersuchungsmethode zur Beurteilung der Beweglichkeit der Klappensegel, zur Differenzierung der Klappenfunktionsstörung sowie zur Einstufung des Schweregrades der Herzklappenerkrankung. Außerdem können auch Veränderungen im Herzen, die durch die Klappenfunktionsstörung ausgelöst worden sind, festgestellt werden, wie z. B. die Vergrößerung der Herzhöhlen oder die Zunahme der Herzwanddicke. Ein weiterer wichtiger Faktor, der sich mittels der Echokardiographie bestimmen lässt, ist die Herzfunktion, die Pumpkraft des Herzens. Ihre Größe ist ein Maß dafür, wie sehr die Herzklappenerkrankung das Herz bereits geschädigt hat.

■ Liegt bei Ihnen eine weiter abklärungsbedürftige Herzklappenerkrankung vor, dann wird eine **Linksherzkatheter-Untersuchung** („großer" Herzkatheter) durchgeführt. In lokaler Betäubung wird über die Beinschlagader in der Leiste ein ganz dünner Plastikschlauch (*Katheter*) bis zum Herzen eingeführt. Der Katheter wird bis in die linke Hauptkammer vorgeschoben. Über den Katheter wird Kontrastmittel gespritzt, das beim Durchleuchten (*Röntgen*) sichtbar ist (Abb. 7). Allergische Kontrastmittelreaktionen sind heutzutage selten. Das Kontrastmittel, das durch diesen Katheter in die Herzkammer gelangt, zeigt durch ein typisches Flussprofil die Ventilstörungen des linken Herzens an. Da es bei einer Herzklappenerkrankung zu Druckveränderungen im Herzen kommt, können mit dem Katheter auch die Druckunterschiede der linken Herzhöhlen sowie Drucksprünge der linken Hauptkammer zur großen Körperschlagader gemessen werden. Bei einer schweren Aortenklappenstenose muss die linke Hauptkammer einen sehr viel höheren Druck aufbringen, damit das Blut die verengte Aortenklappe passieren kann. Der Druck, der in der Aorta gemessen wird, ist dann natürlich niedriger als der in der linken Hauptkammer. Dadurch errechnet sich ein Druckunterschied, der sogenannte *Druckgradient*, der für die Beurteilung des Schweregrades der Herzklappenerkrankung von Bedeutung ist.

Zusätzlich wird das Kontrastmittel auch noch in die Herzkranzgefäße (*Koronararterien*) gespritzt (*Koronarangiographie*). Durch Röntgen können dann vorliegende Verengungen oder Verschlüsse der Herzkranzarterien direkt nachgewiesen werden. Der Ausschluss einer koronaren Herzerkrankung (Durchblutungsstörung des Herzens) ist sehr wichtig, da bei einer ggf. erforderlichen Operation die Bypass-Chirurgie gleichzeitig mit der Herzklappenoperation durchgeführt wird.

Zur Beurteilung der Druckwerte des rechten Herzens wird eine **Rechtsherzkatheter-Untersuchung** („kleiner" Herzkatheter) durchgeführt. Bei dieser Untersuchung wird ein Katheter, an dessen Ende sich ein kleiner aufblasbarer Ballon befindet, über eine Arm- oder Halsvene bis in den rechten Vorhof eingeführt. Dort wird der Ballon aufgeblasen, und der Katheter schwimmt auf diese Weise mit dem Blutfluss in die rechte Hauptkammer und gelangt von dort aus in die Lungenschlagader. Durch die Irritation des Katheters an der Herzinnenwand kann es manchmal zu Herzrhythmusstörungen kommen. Selten sind diese le-

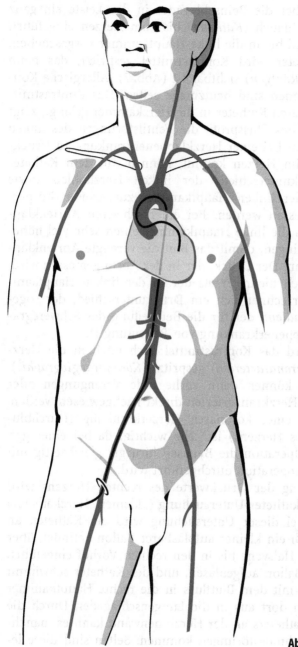

Abb. 7. Herzkatheter

bensbedrohlich, meist spürt man sie nur als ein kurzes Herz-stolpern. Mittels dieser Untersuchung können nun die Druck-werte im Lungenkreislauf und im rechten Herzen ermittelt wer-den. Diese Methode erlaubt auch die Bestimmung des Herzzeit-volumens, abgekürzt HZV. Das ist die Menge an Blut, die das Herz z.B. pro Minute durch den Körper pumpt. Bei einem ge-sunden, ruhenden Menschen beträgt sie 4,5–5 Liter pro Minute. Bei schweren Herzklappenerkrankungen kann das Herz bereits so geschädigt sein, dass die Pumpleistung des Herzens und da-mit natürlich auch das Herzzeitvolumen deutlich reduziert ist.

Welche Therapiemöglichkeiten gibt es für Herzklappenerkrankungen, wenn Medikamente nicht ausreichen?

Bei den leichten Klappenerkrankungen bedarf es keiner Therapie, da sie in der Regel auch keine Beschwerden verursachen. Bei zu-nehmendem Schweregrad der Herzklappenfunktionsstörung kann bis zu einem gewissen Maße mit Medikamenten geholfen werden. Bei mittelschweren bis hochgradigen oder hochgradigen Klappen-erkrankungen jedoch wird eine interventionelle bzw. operative Therapie unumgänglich. Meistens klagen die Betroffenen schon bei leichter körperlicher Belastung oder gar in Ruhe über Be-schwerden.

Je nach Art der Klappenerkrankung existieren verschiedene Therapiemöglichkeiten. Bei verengten Herzklappen kann ein *Bal-lonkatheter* über die Leistenschlagader bis über die verengte Herz-klappe hinaus vorgeschoben werden. Durch Aufblasen des Bal-lons, der am Ende des Katheterschlauches sitzt, erfolgt die Spren-gung der Klappenstenose. Dieses Vorgehen wird als interventio-nelle Therapie bezeichnet. Die Gefahr dieser Vorgehensweise liegt darin, dass durch die Sprengung in manchen Fällen eine schluss-undichte Herzklappe (Klappeninsuffizienz) entsteht, die oftmals eine Herzklappenoperation nach sich zieht. Zudem besteht ein Embolierisiko. Dieses war insbesondere bei Aortenklappensprengungen so hoch, dass diese Methode wieder verlassen wurde und heute nur noch bei Mitralklappeneinengungen durchgeführt wird. Eine Sprengung verengter Herzklappen kann auch im Rahmen einer *Herzoperation* mit speziellen Instrumenten erfolgen. Manchmal lässt sich der Ventildefekt einer stenosierten Herzklappe durch das Trennen der verschmolzenen Klappensegel z. B. mit einem feinen, scharfen Messer wieder akzeptabel herstellen. Aber auch hierbei besteht die Gefahr einer Überkorrektur mit Bildung einer Herzklappeninsuffizienz. Diese Therapiemöglichkeit findet vor allem bei der Mitralklappe Anwendung.

Je nach Klappenerkrankung können die betroffenen Herzklappen also repariert werden (*Klappenrekonstruktion*), d. h. die eigene Herzklappe bleibt erhalten. Besonders bietet sich dazu die Schlussundichtigkeit der Mitral- und Trikuspidalklappe an. Ein zu weiter Klappenring kann mit unterschiedlichen Methoden wieder gerafft werden, z. B. durch Aufnähen eines kleineren Rings auf den überdehnten Klappenring, so dass sich die Segel beim Klappenschluss wieder ausreichend aneinander legen können. Auch bei Vorliegen einer Aortenklappeninsuffizienz gibt es verschiedene Operationsstrategien für eine Rekonstruktion.

Generell ist es für den Patienten besser, wenn durch eine Rekonstruktion der eigenen Herzklappe der Ersatz der Herzklappe durch eine Prothese vermieden werden kann. Die eigenen Herzklappen weisen die besseren Blutströmungsprofile und damit einen geringen Reibungswiderstand gegenüber dem Blut auf. Das Herz wird dadurch geschont. Demgegenüber muss das Herz bei künstlichen Herzklappen etwas mehr Arbeit leisten, um das Blut durch die Klappenprothesen zu pumpen. Außerdem entfällt die lebenslange Einnahme von blutverdünnenden Medikamenten. Natürlich können nach einigen Jahren erneute Veränderungen an den Herzklappen entstehen, die dann zu einem Herzklappenersatz führen.

Rund um die Herzklappenoperation

Wie entwickelten sich die Herzklappenchirurgie und die Herzklappenprothesen im Laufe der Zeit?

Bevor die Herzklappenchirurgie den heutigen Standard erreichte, vergingen Jahrzehnte. Ärzte und Forscher sammelten in dieser Zeitspanne viele Erfahrungen und neue Erkenntnisse. Auch der technische Fortschritt, wie z. B. die Möglichkeit der künstlichen Beatmung oder der Einsatz der Herzlungenmaschine, tat das Seine. Ein weiterer, ganz entscheidender Faktor für die Weiterentwicklung der Chirurgie waren die Fortschritte der Narkoseverfahren (*Anästhesie*).

Die ersten herzchirurgischen Eingriffe bestanden in der Übernähung von Herzwunden, die durch Verletzungen verursacht wurden. Im Jahre 1896 gelang es Ludwig Rehn in Frankfurt, einem 22-jährigen Mann die Stichverletzung am Herzen, die er sich bei einem im Rausch angefangenen Streit zugezogen hatte, erfolgreich zu nähen. Dies war die erste Operation einer Herzwunde weltweit, die mit Erfolg durchgeführt wurde.

Die Ärzte erkannten, dass Störungen der Herzklappenfunktion zu schweren Beeinträchtigungen des Wohlergehens der Patienten bis hin zum Tode führen können. So wurde nach Lösungen gesucht, wie man die Klappenfehlfunktion beheben könnte. Vor der Ära der Herzlungenmaschine war dies natürlich ein sehr riskantes Unterfangen. Die Idee war, verengte Herzklappen zu sprengen. Die Gefahr dabei war jedoch damals wie heute die zu weite Sprengung der Klappenverengung, so dass daraus eine gravierende Schlussunfähigkeit der Herzklappe resultiert. Dr. Theodore Tuffier, ein französischer Chirurg, führte 1912 die erste Klappensprengung der Aortenklappe durch, indem er durch die Wand der Hauptschlagader mit dem Finger die Aortenklappenöffnung erweiterte. Die Beschwerden des Patienten besserten sich nach dem Eingriff.

Etwa zehn Jahre später, im Jahr 1923, operierte Dr. Elliot Cutler in Boston ein bettlägriges 12-jähriges Mädchen an der Mitralklappe. Dazu verwendete er ein eigens zur Klappenerweiterung entwickeltes Instrument, das er über die Herzspitze der linken Hauptkammer bis zur Mitralklappe führte, um dort Teile der Klappensegel einzuschneiden. Das Mädchen überlebte noch 4 1/2 Jahre nach der Operation.

Da die Patienten meist schon in einem sehr geschwächten Zustand zur Herzklappenoperation kamen und die Methoden noch nicht ausgereift waren, blieben die meisten dieser Operationen mit einer sehr hohen Sterblichkeitsrate erfolglos. Auch Versuche, die Herzklappen mit Instrumenten sichtbar zu machen, waren aufgrund des Blutstroms im Herzen nicht erfolgreich.

Die sporadischen operativen Eingriffe, die die Mitralklappenfehler korrigieren sollten, ruhten zwischen 1929 und 1945. Es war Dr. Charles Bailey, der aufgrund von Tierversuchen eine gute anatomische Kenntnis der Herzklappen besaß, der nach vier Misserfolgen das erste gute Ergebnis der Mitralklappenchirurgie erzielte. Der erste der vier Patienten starb im November 1945 infolge einer Blutung aus dem Vorhof, bevor Bailey die Mitralklappe erreichte. Im Juni 1946 überlebte der zweite Patient die Operation nur 48 Stunden, da ein Blutgerinnsel die Klappenöffnung verlegte. Nach diesen zwei Misserfolgen erhielt Bailey das Verbot, in seinem Krankenhaus weitere Mitralklappenerweiterungen durchzuführen. Man nannte ihn den „Metzger" des Hahnemann Hospitals. 21 Monate später führte Bailey in einem anderen Krankenhaus eine Mitralklappenerweiterung mit einem an den Zeigefinger gebundenen Messer durch. Um eine Thrombose wie bei dem zweiten Patienten zu verhindern, wurde das Blut verdünnt. Dies führte jedoch zu einer Blutung, an der der 38-jährige Patient verstarb. Obwohl Bailey mit einem Berufsverbot rechnen musste und sich fast die ganze Welt gegen ihn stellte, wusste er, dass sein Vorgehen der richte Weg war. Der vierte Patient verstarb infolge von Lungenkomplikationen, bevor Bailey das Herz erreichte. Das Operationsteam ging danach sofort in ein anderes Krankenhaus, wo schon die fünfte Patientin für die Herzoperation vorbereitet war. So konnte die Mitralklappenerweiterung an der jungen Patientin begonnen werden, bevor die schlechte Nachricht über den Operationsverlauf des vierten Patienten bekannt wurde und die Krankenhausverwaltung den Eingriff hätte untersagen können. Die Patientin überlebte die Operation, und Bailey reiste eine Woche später 1000 Meilen mit dem Zug zu einem Ärztekongress in Chicago, wo er seinen Erfolg triumphierend präsentierte. Die Patientin verstarb 38 Jahre später aufgrund einer Herpes-Infektion.

Ein paar Tage nach Baileys Erfolg gelang Dr. Harken in Boston eine erfolgreiche Mitralklappenerweiterung.

Damals war es – ohne eine entsprechende sichere Möglichkeit, die Herzklappen zu reparieren oder durch eine Klappenprothese zu ersetzen – nicht akzeptabel, eine Herzklappe vor Erreichen des Endstadiums der Krankheit zu operieren. Doch war es nun unerlässlich, nach Möglichkeiten zu suchen, die es erlaubten, die kranken Herzklappen zu ersetzen.

1952 implantierte Dr. Hufnagel erstmals bei Aortenklappenschlussundichtigkeit eine künstliche Klappe in die absteigende Aorta im Brustkorb. Diese Herzklappe – „Kugelkäfigklappe" – hatte eine Kugel als Ventil. Ein kleiner Metallkäfig verhinderte, dass diese Kugel in den Kreislauf gelangte. Das Blut konnte problemlos durch den Metallkäfig fließen. Weiterentwickelte Generationen dieser Prothese sind auch heute noch erhältlich.

Die Funktionsweise dieser Kugelkäfigklappe entspricht einem 1858 patentierten Flaschenverschluss. Beim Einschenken gibt die Kugel die Flaschenöffnung frei und fällt in den Metallkäfig. Dieser aus gekreuzten Metallarkaden gebildete Käfig verhindert, dass die Kugel herausfällt und gibt ihr genügend Spiel, um die Flaschenöffnung freizugeben. Der Inhalt der Flasche kann herausfließen. Stellt man die Flasche nach dem Einschenken aber senkrecht, fällt auch die Kugel wieder auf die Flaschenöffnung und verschließt sie. Auf das Herz übertragen bedeutet dies nun Folgendes: Während der Blutaustreibungsphase (Systole) hebt sich diese Kugel durch den Blutstrom, soweit es der Metallkäfig zulässt, an. In der Erschlaffungsphase des Herzens fällt die Kugel wieder in ihre Ausgangsposition und verschließt damit als Ventil den Übergang zwischen der linken Herzhauptkammer und der Aorta. Da die absteigende Aorta vom Herzen weit weg ist, konnte diese Operation ohne Herzlungenmaschine durchgeführt werden. Dadurch ließ sich die Schlussundichtigkeit um etwa 70% reduziert. Diese Klappenoperation ersetzte jedoch nicht die eigentlich verschlussundichte Herzklappe des Patienten, sondern funktionierte nur als zusätzlich Herzklappe.

1955 operierte Dr. Murray einen jungen Mann. Wie Dr. Hufnagel implantierte auch er eine Klappe in die absteigende Aorta. Er verwendete dabei jedoch die Aortenklappe eines Toten. Eine Herzklappe, die von verstorbenen Menschen gespendet wird, heißt *Homograft*. Das war die erste Implantation einer menschlichen Herzklappe, eines Homografts.

Diese Operationen waren von großer Wichtigkeit, denn sie bewiesen, dass sowohl natürliche als auch künstliche Herzklappen vom Körper toleriert wurden.

Bis dahin waren die Herzklappenoperation nicht sehr effektiv. Erst der Einsatz der Herzlungenmaschine mit Oxygenator, der das Blut während der Phase der Operation an der Herzlungenmaschine mit Sauerstoff versorgt, brachte Mitte der fünfziger Jahre den Durchbruch. Ende der 50er Jahre erlaubte die Verwendung der Herzlungenmaschine den Zugang zu allen vier Herzhöhlen.

Der erste Mitralklappenersatz wurde von Dr. Morrow im März 1960 durchgeführt. Im Mai desselben Jahres gelang es Dr. Harken erstmals erfolgreich, die Aortenklappe durch eine künstliche Kugel-Käfig-Herzklappe („cage-ball valve") zu ersetzen. Dabei wurde der Ring der künstlichen Herzklappe an den natürlichen Klappenring des Patienten genäht.

Dr. Ross implantierte 1962 die erste menschliche Herzklappe (Homograft), aber nicht wie Murray in die absteigende Aorta, sondern er entfernte die kranke Herzklappe und nähte den Homograft als neue gesunde Klappe anstelle der alten Herzklappe ein. Kurz nach seinem Erfolg entwickelte Dr. Ross eine andere Technik. 1967 benutzte er die eigene gesunde Pulmonalklappe des Patienten, um die erkrankte Aortenklappe zu ersetzen. Eine menschliche Pulmonal- oder Aortenklappe eines Spenders diente dann als Ersatz für die entfernte Pulmonalklappe. Dies war eine technisch schwierige Operation, und es dauerte fast zwei Dekaden, bis sie Anerkennung fand. Heutzutage wird die nach ihrem Erfinder benannte „Ross-Operation" mit guten Ergebnissen durchgeführt. Die Ross-Operation hat den großen Vorteil, dass die neue Aortenwand in Laufe der Zeit mitwachsen kann, was vor allem bei Kleinkindern, die eine neue Aortenklappe benötigen, ein entscheidendes Kriterium darstellt.

In den 60er Jahren begannen die Ärzte auch, mit Herzklappen von Tieren zu experimentieren. Die Herzklappe eines Tieres wird als *Xenograft* bezeichnet. Die erste tierische Herzklappe wurde 1964 von den Drs. Duran und Gunning in England implantiert. Die ersten Ergebnisse waren gut, allerdings versagten diese Herzklappen nach wenigen Jahren. In Frankreich entwickelte Dr. Carpentier ein chemisches Verfahren zur Fixierung der tierischen Herzklappen und zog sie auf ein Gerüst (*Stent*) auf, das es erlaubte, sie sowohl in Aorten- als auch in Mitralposition zu implantieren.

Im weiteren Verlauf wurde auch die Entwicklung neuer Kunststoffprothesen immer ausgefeilter. Heute werden ein- oder doppelflüglige Kunststoffherzklappen verwendet. Das Material der Klappenflügel ist eine Metall- oder Carbonlegierung.

Parallel dazu entwickelte sich auch die Therapie der Blutverdünnung nach Herzklappenersatz weiter, so dass das Risiko einer Gerinnselbildung oder einer überschießenden Blutverdünnung mittlerweile sehr gering ist.

Auf die heutzutage verwendeten Herzklappenprothesen gehen wir im folgenden Kapitel näher ein.

Welche Herzklappentypen werden heute verwendet?

Seit Beginn der Entwicklung der Herzklappenprothesen wurde eine Vielzahl verschiedener Modelle entwickelt. Da die Herzklappen sehr stark beansprucht werden, müssen sie so beschaffen sein, dass sie jahrelang einwandfrei funktionieren. Bei einer durchschnittlichen Herzfrequenz von 70 Herzschlägen pro Minute öffnen und schließen sich die Herzklappen 4200-mal pro Stunde

– nun können Sie sich ausrechen, welche Arbeit Ihre Herzklappen schon geleistet haben.

Bei den Klappenprothesen unterscheidet man zwischen biologischen und mechanischen Herzklappen.

Zunächst zu den **mechanischen Herzklappen**, den eigentlichen „Kunstklappen". Sie besitzen einen äußeren Ring aus synthetischem Gewebe (Dacron oder Teflon), der dazu dient, die Herzklappenprothese in den Klappenring des Patienten einnähen zu können. Die Herzklappen selbst bestehen hauptsächlich aus einer Metall- oder Carbon-Legierung. Je nach Beschaffenheit des Ventilmechanismus können sie in drei Gruppen eingeteilt werden:

■ Kugelkäfigprothesen,
■ Einzel-Kippscheibenprothesen,
■ Doppel-Kippscheibenprothesen.

Der Mechanismus der *Kugelkäfigprothesen* wurde bereits im vorhergehenden Kapitel beschrieben (siehe S. 47). Der Einsatz dieser Herzklappenprothesen zeigt einen guten Langzeiterfolg. Einige Patienten lebten mit diesen Kugelkäfigprothesen über dreißig Jahre. Nachteilig sind bei diesem Klappenmodell das hohe Profil, das viel Raum in der Aorta benötigt, die ungünstigen Strömungsturbulenzen des Blutes mit hohen Scherkräften sowie das laute Klappengeräusch. Das Klicken der Kugelkäfigprothese ist nicht zu überhören, wenn man sich in einem Raum mit einem Patienten befindet, dem eine Kugelkäfigprothese implantiert wurde.

Die moderneren mechanischen Herzklappen werden aus Carbon hergestellt. Diese Herzklappen besitzen ein niedrigeres Profil, d. h. sie benötigen weniger Raum, zeigen deutlich bessere Blutflusseigenschaften, und das Herzklappengeräusch ist wesentlich leiser. Bei einem Test dieser Herzklappen wurde die Belastung einer Zeitdauer von hundert Jahren simuliert. Dabei ließen sich danach nur ganz geringe Spuren der Abnutzung feststellen. Man kann also davon ausgehen, dass diese Herzklappen länger als die voraussichtliche Lebenserwartung ihres Trägers halten. Die modernen Einzel- und die Doppel-Kippscheibenprothesen unterscheiden sich nur in ganz geringfügigen Nuancen, die die Gerinnselbildung (Thrombogenität), die Lautstärke des Prothesengeräusches oder die Durchflusseigenschaften des Blutes betreffen.

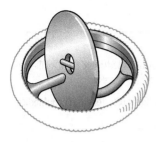 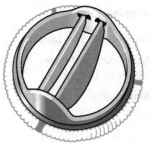

Abb. 8. Mechanische Herzklappe, Einzel-Kippscheibenprothese, Medtronic Hall™

Abb. 9. Mechanische Herzklappe, Doppel-Kippscheibenprothese, SJM® Regent™

Bei den *Einzel-Kippscheibenprothesen* (Abb. 8) wird die Ventilfunktion durch eine kreisrunde Scheibe erzielt. Diese wird asymmetrisch, je nach Klappenmodell durch unterschiedliche Konstruktionen, im Klappenring festgehalten. Öffnet sich die Herzklappe, d. h. die Scheibe kippt, entsteht durch die asymmetrische Fixierung eine große und eine kleine Öffnung. Beim Klappenschluss fällt die Scheibe wieder in die Ausgangsposition zurück, so dass kein Blut von der Aorta zurück in die linke Herzkammer laufen kann.

Bei den *Doppel-Kippscheibenprothesen* (Abb. 9) erfüllen zwei Flügel die Ventilfunktion. Die Flügelaufhängung ist symmetrisch in der Mitte des Klappenrings. Die Flügel selbst sind halbkreisförmige Scheiben, so dass in geschlossener Position kein Blut zurückfließen kann. Bei Klappenschluss oder -öffnung beschreiben sie einen Halbkreis. Die Flügelaufhängungen sind die kritischen Punkte einer Klappe, denn sie garantieren ein einwandfreies Öffnen und Schließen der Klappenflügel. Damit umliegende Strukuren im Herzen diese Funktion nicht beeinträchtigen, sind diese Bereiche mit einer Art Schutzschild oder „Füßchen" geschützt. Die erste Doppelflügelklappe (St. Jude Medical-Prothese) wurde 1977 implantiert. Sie zeichnete sich durch ausgezeichnete Blutflusseigenschaften und eine niedrige Thrombogenität (Gerinnselbildung) aus. Heute ist sie die am häufigsten implantierte Herzklappenprothese. Im Laufe der Zeit wurde dieser Klappentyp immer weiter verbessert. Da das pyrolytische Carbon sehr teuer ist, bestehen manche Herzklappen aus einem mit pyrolytischem Carbon beschichteten Kern.

Tabelle 1. Mechanische Herzklappen

Kugelkäfigprothese: Starr-Edwards

Einzel-Kippscheibenprothesen: Björk-Shiley, Monostrut, Medtronic Hall, Lillehei-Kaster, Omnisience, Omnicarbon

Doppel-Kippscheibenprothesen: St. Jude Medical, Edwards Tekna, CarboMedics, Sorin Bicarbon

Die wesentlichen mechanischen Herzklappenprothesen sind in Tabelle 1 aufgeführt.

Die **biologischen Herzklappenprothesen** bestehen, wie der Name schon vermuten lässt, aus natürlichem Gewebe. Dabei kann es sich um tierische oder menschliche Herzklappenprothesen handeln. Die tierischen Herzklappenprothesen werden als *Xenograft* und die menschlichen als *Homograft* (Abb. 10) bezeichnet. Letztere werden verstorbenen Menschen entnommen, die einer Organspende zugestimmt haben. Die erste menschliche Herzklappe wurde, wie oben erwähnt, 1955 implantiert.

Eine *autologe Herzklappe* ist eine körpereigene Herzklappe, wie man sie z. B. bei der Ross-Operation verwendet (siehe S. 48, 49).

Die biologischen tierischen Herzklappen sind überwiegend vom Schwein und werden durch spezielle chemische und physikalische Verfahren präpariert, so dass sie sich zum Herzklappenersatz eignen. Durch diese Vorbehandlung werden sie nicht mehr als körperfremd erkannt und abgestoßen. Zur Herstellung der Klappensegel einiger biologischer Herzklappenprothesen wird ein speziell behandelter tierischer Herzbeutel (*Perikard*) von Kälbern benutzt.

Man unterscheidet biologische Herzklappen, bei denen tierisches Gewebe oder Herzklappensegel auf ein Gerüst aus Kunststoff (im Fachjargon als „Stent" bezeichnet) aufgenäht werden (Abb. 11) von den gerüstlosen („stentless") Herzklappen (Abb. 12). Die gestenteten Herzklappen besitzen alle einen äußeren Nahtring aus synthetischem Gewebe, der die Implantation erleichtert.

Der Vorteil der gerüstlosen biologischen Herzklappen ist, dass durch das Fehlen des Gerüstes im Vergleich zu gerüsttragenden

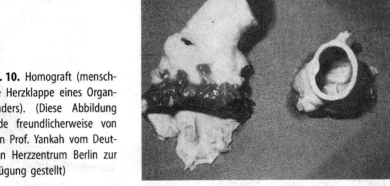

Abb. 10. Homograft (menschliche Herzklappe eines Organspenders). (Diese Abbildung wurde freundlicherweise von Herrn Prof. Yankah vom Deutschen Herzzentrum Berlin zur Verfügung gestellt)

Herzklappen bei gleichen Herzklappengrößen die Klappenöffnungsfläche größer ist und somit das Herz weniger Arbeit leisten muss, um das Blut durch die neue Herzklappe zu pumpen. Je weniger das Herz leisten muss, um so besser und schneller kann es sich von seiner Herzklappenerkrankung erholen. Eine Verlängerung der Lebenserwartung bereits bei Einsatz gerüstloser Herzklappenprothesen ist auch in der Literatur beschrieben worden. Allerdings ist die Implantation einer gerüstlosen Herzklappe technisch aufwändiger und bei verkalkter Aortenwand nicht immer möglich.

In Tabelle 2 sind die wesentlichen biologischen Herzklappenprothesen aufgelistet.

Die Herzklappen der Zukunft stellen Ersatzherzklappen aus der autologen Gewebezüchtung dar. „Autolog" bedeutet dabei nichts anderes, als dass das Gewebe bzw. die Zellen zur Gewebszüchtung von dem Patienten stammt, dem es anschließend wieder implantiert werden soll. In der Fachsprache spricht man auch von „Tissue Engineering": übersetzt heißt „Tissue" Gewebe und „Engineering" Ingenieurwesen. Das Prinzip beruht darauf, dass neues funktionelles Gewebe ein abbaubares Stützgerüst in Form der zu ersetzenden Herzklappe besiedelt. Ein solcher autologer Herzklappenersatz wäre sowohl für die Langzeitfunktion als auch für die Blutverträglichkeit günstig, da die so gezüchtete Herzklappe ideale Blutflusseigenschaften besitzt und außerdem eine Blutverdünnung überflüssig macht. Ein weiterer Vorteil ist, dass diese Herzklappe aus körpereigenen Zellen besteht und dadurch keine

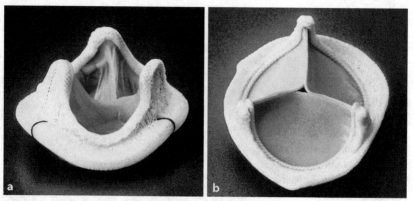

Abb. 11. Gerüsttragende biologische Herzklappenprothesen. **a** Carpentier-Edwards®
SupraAnularklappe (Aortenklappensegel vom Schwein werden auf ein Gerüst aufgezogen).
b Carpentier Edwards Perimount™ (Perikard-Bioprothese, bei der aus dem Herzbeutel des
Rinds Klappensegel gefertigt werden, die dann auf ein Gerüst aufgezogen werden)

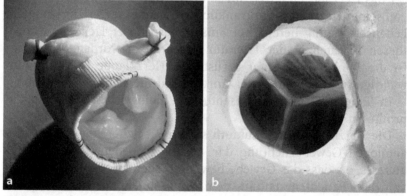

Abb. 12. Gerüstlose biologische Herzklappenprothesen. **a** Medtronic Freestyle® (Herzklappe vom Schwein), Blick von unten. **b** Edwards Prima™ Plus Stentless Bioprothese
(Herzklappe vom Schwein), Blick von oben auf die geschlossenen Klappensegel

Fremdkörperreaktionen (Immunreaktionen) auslöst. Dadurch degeneriert sie nicht so schnell wie eine Herzklappe aus tierischem
Material. Allerdings steht die Entwicklung und Implantation der
autologen Herzklappe noch am Anfang; ob sie die Erwartungen
erfüllen kann, muss sich erst noch in den zur Zeit laufenden Untersuchungen (Studien) zeigen.

Tabelle 2. Biologische Herzklappen

Homograft-Prothesen

Autologer Herzklappenersatz:
– Pulmonalis-Autograft
– Autologe Perikardklappen
  (das sind Herzklappen, die aus menschlichem Herzbeutel hergestellt werden)

Hetero- oder Xenograft-Prothesen:
– *Bioprothesen vom Schwein:* Hancock Standard, Hancock MO, Hancock II,
  Mosaic, Carpentier-Edwards Standard, C-E supraanular, St. Jude Bioimplant,
  Medtronic Intact
– *Bioprothesen aus Perikard (Herzbeutel vom Tier):*
  Ionescu-Shiley, Carpentier-Edwards, Mitroflow, Sorin Pericarbon
– *Gerüstlose biologische Herzklappenprothesen:*
  Bravo stentless valve (Bravo Cardiovascular), Freestyle (Medtronic),
  Edwards Prima (Baxter), Toronto SPV (St. Jude Medical)

Welche Vor- und Nachteile haben die verschiedenen Herzklappentypen?

▪ Der entscheidende Vorteil der **biologischen Herzklappenprothesen** ist, dass hier nicht regelmäßig blutgerinnungshemmende Medikamente (wie z. B. Marcumar) eingenommen werden müssen. Bei gerüsttragenden biologischen Herzklappenprothesen wird die Einnahme der blutverdünnenden Medikamente meistens während der ersten drei Monate nach der Herzklappenoperation durchgeführt, bis das Kunststoffgerüst von körpereigenem Gewebe überzogen ist und nicht mehr zu einer Gerinnselbildung führen kann. Bei gerüstlosen oder menschlichen Herzklappen ist die Einnahme von blutverdünnenden Medikamenten nicht erforderlich.

Da die Herzklappenprothesen aus natürlichem Material sind, ist bei ihnen das für die mechanischen Herzklappenprothesen so typische klickende Geräusch bei der Herzklappenflügelbewegung nicht vorhanden.

Ein Nachteil der Gewebeherzklappen ist ihre derzeit noch eingeschränkte Haltbarkeit. Bei jüngeren Patienten tritt eine verstärkte Kalkablagerung in der biologischen Herzklappe auf. Somit degeneriert die implantierte Herzklappe schneller. Die dadurch bedingten Klappenfunktionsstörungen können schon nach wenigen Jahren eine erneute Herzklappenoperation erforderlich machen. Biologische Herzklappenprothesen kommen daher bei jungen Patienten nur in Frage, wenn es Gründe gibt, die eine Blutverdünnung nicht erlauben. Dies wäre z. B. bei jungen Mädchen oder Frauen der Fall, bei denen noch Kinderwunsch besteht, bei Patienten, die einen Beruf oder ein Hobby ausüben mit einem sehr hohen Verletzungsrisiko oder bei Patienten, bei denen aus medizinischer Sicht eine lebenslange Blutverdünnung aufgrund anderer Begleiterkrankungen nicht möglich ist.

Bei sehr jungen Patienten mit einer Aortenklappenerkrankung, die keine blutverdünnenden Medikamente einnehmen können, ist die Ross-Operation von Vorteil. Zur Erinnerung: Bei der Ross-Operation wird die eigene Pulmonalherzklappe in Aortenposition und eine menschliche Herzklappe anstelle der entnommenen eigenen Pulmonalklappe in Pulmonalposition implantiert. Da es sich um körpereigenes Material handelt, degeneriert die umgesetzte eigene Herzklappe nicht so schnell wie körperfremdes Herzklappengewebe. Die körperfremde Herzklappe in Pulmonalposition dagegen degeneriert langsamer, da die Druckbelastung der implantierten körperfremden Herzklappe in dieser Position deutlich geringer ist als in Aortenposition. Allerdings ist dieser Eingriff aufgrund seiner Komplexität auch mit Risiken behaftet.

Da bei älteren Patienten die Verkalkung der biologischen Herzklappenprothesen deutlich langsamer fortschreitet, kommen die biologischen Herzklappen häufig bei ihnen zum Einsatz. Die medizinische Forschung arbeitet daran, die chemischen und physikalischen Behandlungsverfahren der biologischen Herzklappen immer weiter zu verbessern, um dadurch die Haltbarkeit und Lebensdauer dieses Klappentyps zu verlängern.

Die biologische Herzklappe der Zukunft wird durch sich zunehmend verbessernde Methoden des Bio-Engineerings vielleicht aus eigenen Körperzellen des herzklappenkranken Patienten gezüchtet werden können.

▪ Der wesentliche Vorteil der **mechanischen Herzklappenprothesen** (Kunststoffklappen) ist ihre praktisch unbegrenzte Haltbarkeit: Sie erfüllen ihre Funktion in der Regel bis ans Lebensende. Außerdem ist ihre Klappenöffnungsfläche, die, wie Sie nun schon wissen, für die Herzarbeit ein entscheidendes Kriterium ist, im Vergleich zu gleichen Klappengrößen der gerüsttragenden Herzklappenprothesen größer.

Der Nachteil der Kunststoffklappen ist die Notwendigkeit einer lebenslangen Einnahme von blutverdünnenden Medikamenten (*Antikoagulantien*), die die Bildung von Blutgerinnseln an dem künstlichen Material der Herzklappenprothese verhindern. Dies macht auch deutlich, wo die Gefahren der Kunstklappen liegen. Ist die Blutverdünnung (Antikoagulierung) nicht ausreichend, können sich Thromben an der Kunstklappe bilden, die sich lösen und als Emboli die Schlagadern verstopfen können. Gelangt solch ein losgelöstes Gerinnsel in das Gehirn, kann es zur Ausbildung eines Schlaganfalls kommen. In der Literatur wird die jährliche Embolierate durch Blutgerinnsel bei Klappen der neueren Generation in Aortenposition mit etwa 1,5% und in Mitralklappenposition mit bis zu 3% angegeben, wobei Patienten, die ihren Blutverdünnungswert (*INR-* oder *Quick-Wert*) selbst kontrollieren, eine niedrigere Komplikationsrate haben. Die Gerinnselbildung an der Herzklappe kann auch zu einer Beeinträchtigung der Flügelbewegung führen, so dass sich ein Klappenflügel nicht mehr richtig schließt oder öffnet. Dies ist ein sehr bedrohlicher Zustand und bedarf meistens einer sofortigen Herzoperation. Natürlich kann es bei überschießender Blutverdünnung auch zu Blutungen kommen. Dieser Prozentsatz wird in der Literatur jährlich mit etwa 4% angegeben. Dies macht deutlich, dass bei Patienten mit einer Kunststoffklappe der Blutverdünnungswert regelmäßig kontrolliert werden muss, um eine optimale Einstellung zu erzielen. Zur Zeit werden umfassende Studien durchgeführt, deren Ziel es ist, zu beweisen, dass die bisher geltenden Grenzen für die Werte der Blutverdünnung ohne Schaden für die Herzklappenpatienten gelockert werden können.

Bei den mechanischen Herzklappen können Sie ein typisches Klicken bei der Flügelbewegung hören. Solange dieses Geräusch vorhanden ist, wissen Sie, dass Ihre implantierte Herzklappe einwandfrei funktioniert.

▌ Welche Herzklappe ist für mich die Richtige?

Die Wahl Ihrer Herzklappe sollten Sie in einem Gespräch zusammen mit Ihrer Operateurin oder Ihrem Operateur treffen. Generell lässt sich keine grundsätzlich gültige Regel aufstellen, die jedem Patienten einen bestimmten Klappentyp zuordnet. Sicherlich ist auch die „Klappentypphilosophie" von Klinik zu Klinik unterschiedlich.

So werden vor der Auswahl der Herzklappe einige Faktoren in Erwägung gezogen:

- Wie alt ist der Patient?
- Bestehen andere Gründe, z. B. Herzrhythmusstörungen (Vorhofflimmern), die sowieso eine Blutverdünnung erfordern?
- Sind Begleiterkrankungen vorhanden, die eine Blutverdünnung nicht erlauben?
- Besteht Kinderwunsch bei Frauen im gebärfähigen Alter? (Die Einnahme von blutverdünnenden Medikamenten kann während der Schwangerschaft das Kind gefährden.)
- Wie sind die Lebensgewohnheiten des Patienten?
- Ist der Patient dialysepflichtig? (Durch die Dialyse [Verfahren, das beim Versagen der Nieren das Blut von bestimmten Substanzen reinigt und dem Körper Wasser entzieht] degenerieren biologische Herzklappen schneller, so dass hier mechanische Herzklappen von Vorteil sind.)
- Lebt der Patient in einem Umfeld, das die zuverlässige Einnahme des blutverdünnenden Medikamentes nach der Verordnung des Arztes nicht gewährleistet? Oder lebt der Patient im Ausland, wo die regelmäßige Kontrolle des Gerinnungswertes nicht möglich ist oder das blutverdünnende Medikament nicht immer in ausreichender Dosierung vorhanden ist?
- Gibt es Unverträglichkeiten bei der Einnahme des blutverdünnenden Medikamentes?
- Müssen weitere Herzklappen ersetzt werden?
- Wie ist die Art und die Schwere der Herzkrankheit?
- Was ist der persönliche Wunsch des Patienten?

In einem Gespräch zwischen Arzt und Patient lässt sich unter Berücksichtigung der o.g. Faktoren die jeweils richtige Herzklappe finden. Wichtig bei dieser Wahl ist Ihr Wunsch, denn Sie müssen entscheiden, ob sie für den Rest ihres Lebens ein blutverdünnendes Medikament einnehmen oder lieber darauf verzichten und sich damit ggf. einer zweiten Herzoperation unterziehen müssen.

Welche innovativen Fortschritte gibt es auf dem Gebiet der Herzklappenchirurgie?

Im Jahre 2002 wurde mit der Implantation von Herzklappen ohne Herzlungenmaschine begonnen. Die erste Operation dieser Art erfolgte zum Ersatz einer defekten Pulmonalklappe, also derjenigen Herzklappe, die sich als Ventil zwischen dem Ausflusstrakt der rechten Hauptkammer und der Lungenschlagader befindet. Die Pulmonalklappe ist im Vergleich zur Aortenklappe einfacher zu erreichen und toleriert ein nicht perfektes Operationsergebnis wegen ihrer Position im Niederdrucksystem besser.

Nachdem man hier einige Erfahrung gesammelt hatte, wandte man in einem nächsten Schritt diese Technik auch bei der Operation erkrankter Aortenklappen an. Diese Entwicklung stellte einen großen Fortschritt dar, da die Aortenklappe am häufigsten von Herzklappenfehlern betroffen ist.

Neue Materialien und innovative Technik haben zur Entwicklung von Herzklappen geführt, die sich eng zusammenfalten lassen. Dies ermöglicht die Implantation einer Herzklappe ohne Einsatz der Herzlungenmaschine. Die Herzklappen können somit wie bei einer Herzkatheteruntersuchung von der Leiste aus durch die Beinschlagader über einen Führungsdraht zur erkrankten Aortenklappe unter Durchleuchtung (Röntgen) vorgeschoben werden. Zunächst werden die verkalkten Bereiche der erkrankten Aortenklappe mit einem Ballon aufgesprengt bzw. aufgedehnt, um genügend Raum für die neue Herzklappe zu schaffen. Dann erfolgt die exakte Positionierung der Herzklappe. Sitzt die zusammengefaltete Herzklappe in der richtigen Position, wird sie entfaltet und aufgedehnt. Damit die Herzklappe beim Entfalten nicht verrutscht, wird das Herz von einem so genannten passageren Schrittmacher mit hoher Frequenz stimuliert, d. h. das Herz schlägt sehr schnell. Im Fachjargon bezeichnet man dieses als *Rapid Pacing*. Dadurch sind die Herzbewegungen nur noch gering. Der Schrittmacher wird über eine Vene am Hals bis zum Herzen vorgeschoben und am Ende der Operation durch Ziehen einfach wieder entfernt. Der Fachbegriff für dieses Vorgehen ist der *perkutane Herzklappenersatz* (perkutan = durch die Haut).

Eine Variante des perkutanen Herzklappenersatzes stellt, in einer Kombination aus Chirurgie und Kathetertechnik, der Zugang zur Aortenklappe über die Herzspitze dar. Hierbei wird über einen kleinen Schnitt im Bereich des Brustkorbs die Herzspitze erreicht. Durch diese wird dann wiederum die zusammengefaltete Herzklappe über einen Führungskatheter in die Aortenposition geschoben und an der richtigen Stelle entfaltet und aufgedehnt. Wie beim perkutanen Zugang erfolgt die Operation unter Durchleuchtung (Röntgen) und Rapid Pacing. Da hier der Zugang zur Aortenklappe durch die Herzspitze erfolgt, bezeichnet man das Verfahren als *transapikal*.

Diese Methoden, die ohne Herzlungenmaschine auskommen, bieten sich vor allem bei Hochrisikopatienten mit schwersten Begleiterkrankungen an, so etwa bei Patienten mit extrem verkalkter Hauptschlagader, für die ein Routineeingriff mit Herzlungenmaschine ein zu hohes Risiko beinhalten würde.

Langzeitergebnisse zur perkutanen oder transapikalen Herzklappenimplantation stehen allerdings noch aus. So lässt sich z. B. über die Haltbarkeit der zusammengefalteten Klappen noch keine Aussage machen. Weiterhin muss an technischen Verbesserungen gearbeitet werden, um die Herzklappen auf noch kleinerem Raum zusammenzufalten und dadurch auch die Größe der Katheter zu verringern.

Mögliche Komplikationen dieser neuen Technik sind eine Verschiebung der Herzklappenprothese, z. B. wenn sie nicht gut verankert ist, oder ein Leck zwischen der Herzklappenprothese und dem Klappenring des Patienten. Durch das Aufsprengen der verkalkten Aortenklappensegel können sich Kalkteilchen lösen und andernorts zur Verlegung von Schlagadern führen (Embolie). Gelangt ein solches Kalkteilchen in die Gehirnstrombahn, kann es zum Schlaganfall kommen.

Aufgrund der vielen offenen Fragen und des im Allgemeinen sehr geringen Risikos bei einer geplanten Herzklappenoperation mit Herzlungenmaschine, sollten derzeit nur Hochrisikopatienten einer perkutanen oder transapikalen Herzklappenimplantation zugeführt werden.

Wie lange muss ich auf die Operation warten?

Vor einigen Jahren war die Kapazität der herzchirurgischen Zentren in Deutschland nicht ausreichend, um den Bedarf an Operationen in einem angemessenen Zeitraum zu decken. Die Wartezeit für die Herzchirurgie betrug damals je nach Klinik bis zu 12 Monate. Deshalb wurden einige Patienten mit dringender Einstufung für die Operation in ausländische Herzzentren z. B. nach England oder Amerika geschickt.

In den letzten Jahren hat jedoch die Anzahl der Herzzentren in Deutschland deutlich zugenommen, so dass die Wartezeiten je nach Zentrum nur noch Tage bzw. wenige Wochen betragen. Aufgrund dieser Entwicklung versterben deutlich weniger Patienten, die auf den Wartelisten für Herzoperationen verzeichnet sind; in der Regel handelt es sich heute eher um Organisationslisten. So ist es eine Selbstverständlichkeit, jeden Patienten, der eine dringende Herzoperation benötigt, sofort zu operieren.

Wie kann ich die Zeit vor der Operation sinnvoll nutzen?

Natürlich sollten Patienten, die zur Herzoperation kommen, auch entsprechend vorbereitet sein, damit für die Operation die bestmöglichen Ausgangsbedingungen vorliegen und das Risiko entsprechend niedrig ist. Kann ein Termin in Absprache mit dem

Patienten und der Herzklinik seiner Wahl erfolgen, so handelt es sich um eine *elektive* Operation.

■ Zum Zeitpunkt der Klinikaufnahme sollte sichergestellt sein, dass keine Erkältungen oder andere **Infektionen** vorliegen. Wichtig ist auch, dass die **Zähne saniert** sind, da vereiterte Zähne im Rahmen der Operation eine lebensbedrohliche generalisierte Infektion (*Sepsis*) auslösen können.

Gelangen Infektionserreger ins Blut, besteht bei Patienten mit einer Herzklappenoperation immer die Möglichkeit, dass sich an der implantierten Herzklappe oder an der Herzinnenhaut eine Infektion festsetzt, die eine zweite Operation mit dem Austausch der Herzklappenprothese notwendig macht.

Notfalloperationen stellen eine Ausnahme dar. Aufgrund der lebensbedrohlichen Situation ist die Operation sofort durchzuführen.

■ Wenn Sie sich nach der Herzoperation auf der Intensivstation das Leben erleichtern wollen, was die Atmung und Ihre Lunge betrifft, so ist es sehr empfehlenswert, schon mindestens 6 Wochen vor der Operation mit dem **Rauchen** aufzuhören. Interessanterweise hat sich nämlich herausgestellt, dass ein plötzlicher Nikotinentzug unmittelbar vor der Herzoperation nachteilig ist.

Bei Rauchern ist die Lunge stärker verschleimt. Die Atmung ist häufig flach und das Schleimabhusten sehr mühsam. Deshalb müssen Raucher nach einer Herzoperation oft länger an der Beatmungsmaschine bleiben als Nichtraucher.

■ Früher wurden Patienten mit **Übergewicht** wegen zu hohem Operationsrisiko nicht am Herzen operiert, bevor sie nicht entsprechend abgenommen hatten. Leider wird diese Meinung z.T. auch noch heute in einigen Herzzentren vertreten. Unsere Erfahrung zeigt allerdings, dass übergewichtige Patienten kein wesentlich höheres Operationsrisiko als normalgewichtige Patienten besitzen. Aufgrund der Herzerkrankung ist die Gewichtsreduktion ohne sportliche Betätigung, d.h. nur mit einer kalorienarmen Diät, fast unmöglich. Außerdem weisen Patienten, deren Stoffwechsel durch Gewichtsabnahme umgestellt ist, eine erhöhte Komplikationsrate nach der Operation auf.

■ Falls Sie an einer **Lungenerkrankung** leiden, sollten Sie sich von Ihrem Lungenfacharzt für die Operation vorbereiten lassen.

■ Trotz der vielen Kontrolluntersuchungen gespendeten Blutes verbleibt immer noch ein ganz geringes Risiko, sich bei **Fremdblutübertragungen** mit ansteckenden Krankheiten (z. B. HIV-Infektionen – dies entspricht dem Krankheitsbild AIDS, Leberentzündungen u. a.) zu infizieren. In der Regel kommt man aufgrund moderner Methoden der intraoperativen Blutrückgewinnung bei Wahlherzoperationen ohne Fremdblutübertragung aus. Möchte man jedoch ganz sicher sein, sich bei gegebenenfalls doch nötigen Blutübertragungen nicht mit ansteckenden Krankheiten zu infizieren, so besteht die Alternative der **Eigenblutspende.** Heute zählt die Gelegenheit der Eigenblutspende zum Standard. Ob die Eigenblutspende möglich ist, hängt von der Schwere Ihrer Herzkrankheit ab. Sie können diese Entscheidung zusammen mit Ihrem Hausarzt oder dem Team der Herzklinik treffen.

In aller Regel kann jedoch bei unkomplizierten Operationen und normalem Ausgangswert des Blutfarbstoffes *(Hämoglobin)* auf eine Fremdblutgabe verzichtet werden.

■ Die **Medikamente**, die Sie regelmäßig bekommen, sind vor der Operation in gewohnter Weise weiter einzunehmen. Eine Ausnahme stellen blutverdünnende Medikamente dar. Die Thrombozytenaggregationshemmer, wie z. B. Aspirin, Colfarit, Godamed, Asasantin, Persantin, Tyklid, Monobeltin u. a. sollten acht Tage und Marcumar vier Tage vor der Operation abgesetzt werden. Von der Herzklinik erhalten Sie ein Schreiben mit Ihrem Aufnahmetermin und der Aufforderung, die blutverdünnenden Medikamente wie oben beschrieben abzusetzen. Beim Absetzen von Marcumar ist es erforderlich, diese Phase mit Heparin zu überbrücken. Sie können letzteres genau mit Ihrem Hausarzt besprechen und planen.

Um entspannt und ausgeruht zur Operation zu gehen, empfiehlt es sich, einige Tage vorher mit der Arbeit aufzuhören. Auch dies erleichtert Ihnen die Genesung nach der Herzoperation.

Welche Untersuchungen und Befunde sind vor der Herzoperation nötig?

Man unterscheidet zwischen Untersuchungen, die schon im Vorfeld durchgeführt worden sind und solchen, die direkt in der Herzklinik vor der Operation erforderlich sind.

■ Gerade bei Herzklappenoperationen ist es wichtig, vor der Operation Entzündungsherde (*Foci*) im Körper auszuschließen, da solche Entzündungsherde streuen und zur Infektion der neu implantierten Herzklappe führen können. Dazu ist eine **Untersuchung der Zähne** beim Zahnarzt sowie ein **Röntgenbild der Nasennebenhöhlen** erforderlich. Findet sich hier ein Infektionsherd, so muss bei nicht notfallmäßigen Operationen dieser erst durch die entsprechende Therapie behandelt werden. Ist die Infektion ausgeheilt, so spricht man von einem sanierten Infektionsherd, und der Operation steht von dieser Seite aus nichts mehr im Wege.

■ Wie verhält es sich denn mit einer **Herzkatheteruntersuchung?** Da der Verdacht auf eine Herzklappenerkrankung meist mit der Herzkatheteruntersuchung bestätigt wird, liegt in der Regel der Herzkatheterbefund vor. Dies ist auch wichtig zum Ausschluss einer koronaren Herzerkrankung, da die meisten Herzklappenpatienten in dem Alter sind, wo bereits Verengungen der Herzkranzgefäße vorliegen können. Der Herzkatheterbefund wird in Form eines Filmes, eines Videos oder einer CD sowie der schriftlichen Befundung an die Herzklinik übergeben. Falls signifikante, also höhergradige Verengungen der Herzkranzgefäße vorliegen, können im Rahmen der Herzklappenoperation zusätzlich auch noch die verengten Herzkranzgefäße mit Bypässe versorgt werden. Ein *Bypass* ist eine Umgehungsleitung aus körpereigener Beinvene oder Schlagader, die das Herz nach der Engstelle des Herzkranzgefäßes mit Blut versorgt. Der Herzkatheterbefund stellt sozusagen die „Operationslandkarte" für das herzchirurgische Team dar, mit Hilfe derer die verengten Stellen (Stenosen) der Herzkranzgefäße gefunden werden können.

Bei jungen Patienten kann bei sicherer Diagnosestellung der Herzklappenerkrankung mit der Herzultraschalluntersuchung

(Echokardiographie) auch einmal auf die Durchführung einer Herzkatheteruntersuchung verzichtet werden. Wenn bei ihnen keine Risikofaktoren für eine koronare Herzkrankheit vorliegen, ist die Wahrscheinlichkeit einer koronaren Herzerkrankung sehr sehr gering.

■ Der Stationsarzt oder die Stationsärztin erhebt die **Krankengeschichte** und untersucht Sie zur Erstellung eines Aufnahmebefundes. Danach wird entschieden, welche zusätzlichen Untersuchungen noch bei Ihnen durchgeführt werden müssen.

Die meisten Patienten, die eine Herzoperation benötigen, wurden im Rahmen der Voruntersuchungen schon geröntgt, es wurde eine Herzultraschalluntersuchung (Echokardiographie) und ein EKG durchgeführt.

■ Ist das **Röntgenbild** nicht älter als 8 Tage und in der Zwischenzeit keine neue Erkrankung, wie z. B. eine Lungenentzündung, aufgetreten, so kann auf eine weitere Röntgenaufnahme verzichtet werden.

■ Eine **Herzultraschalluntersuchung (Echokardiographie)** wird meist nur bei zusätzlichen speziellen Fragestellungen in der Herzklinik vor der Operation durchgeführt.

■ Bei Ankunft im Herzzentrum wird immer ein aktuelles **EKG** geschrieben.

■ Des Weiteren müssen Sie sich auch **Blutentnahmen** unterziehen. Sie dienen zur Bestimmung der Blutgruppe, zur Austestung der Verträglichkeit Ihres Blutes mit den für Ihre Operation sicherheitshalber bereitgestellten Blutkonserven, zur Aussage über einen möglichen akuten Herzinfarkt, gewisse Organfunktionen, über Blutkörperchen und Entzündungszeichen.

Blutuntersuchungen, die zur Feststellung von durch Blut übertragbaren Krankheiten dienen, werden heute fast routinemäßig vor allen geplanten Operationen durchgeführt. Zu diesen Krankheiten zählen entzündliche Lebererkrankungen (Hepatitis A, Hepatitis B, Hepatitis C) und HIV mit dem Krankheitsbild AIDS. Ein HIV-Test ist für Sie aus rechtlichen Gründen wichtig. Falls Sie bei der Operation eine Fremdblutübertragung benötigen, besteht ein geringes Restrisiko, sich mit einer der oben genannten

Krankheiten anzustecken. Daher ist es unerlässlich zu beweisen, dass man vor der Operation diese Infektion nicht schon mitgebracht hat. Des Weiteren kann durch eine Herzoperation bei einem HIV-positiven Patienten ein akutes Stadium der Krankheit ausbrechen, so dass Risiko und Nutzen einer Herzoperation in solchen Fällen sorgfältig abzuwägen sind. Liegt ein akutes Stadium einer entzündlichen Lebererkrankung vor, sollte diese vor der Operation zuerst auskuriert sein, da sonst ein zu hohes Operationsrisiko in Kauf genommen werden muss.

■ Eine weitere wichtige Untersuchung ist der **Lungenfunktionstest**, bei dem Sie aufgefordert werden, in bestimmter Weise ein- und auszuatmen. Durch diese Ergebnisse können verschiedene Lungenerkrankungen und deren Ausmaß festgestellt werden. Gegebenenfalls kann noch eine spezielle Vorbereitung der Lunge vor der Herzoperation erforderlich sein.

■ Wie schon erwähnt, sind die meisten Herzklappenpatienten in einem Alter, in dem auch die Schlagadern bereits verkalkt und verengt sein können. Da neben den Herzkranzarterien die Verkalkung der Schlagadern, die *Arteriosklerose*, vor allem auch die Halsschlagadern betreffen kann, wird bei allen herzchirurgischen Patienten eine spezielle Ultraschalluntersuchung der Halsschlagadern durchgeführt. Dieses Verfahren wird als **Doppler-Untersuchung** bezeichnet. Bei höhergradig eingeengten Halsschlagadern und entsprechender Krankengeschichte des Patienten mit Schlaganfällen oder anfallsweiser Bewusstlosigkeit (*Synkope*) kann eine Herzklappenoperation zusammen mit der Operation an der betroffenen Halsschlagader durchgeführt werden.

■ Bei Patienten, die in der Vorgeschichte von einem Schlaganfall, Bewusstlosigkeit, Gefühlsstörungen oder Muskelschwächen berichten, werden vor der Operation von einem Facharzt für Nervenheilkunde (*Neurologe*) **neurologische Untersuchungen** durchgeführt. Dasselbe gilt auch für Patienten, die eine höhergradige Verengung der Halsschlagadern ohne Beschwerden aufweisen.

■ Benötigen Sie nicht nur eine Herzklappenoperation, sondern auch eine Bypass-Operation, können **weitere Untersuchungen** erforderlich sein. Ist es für die Bypass-Operation geplant, die

Schlagader aus dem Unterarm (*Arteria radialis*) als Bypass zu verwenden, muss vor der Entnahme dieser Schlagader mittels einer speziellen Ultraschalluntersuchung für Gefäße (Doppler) sichergestellt sein, dass die Blutversorgung der Hand durch die zweite Unterarmschlagader (*Arteria ulnaris*) ausreichend ist.

Wieviel Tage vor der Operation werde ich in der Herzklinik stationär aufgenommen?

Um Ihnen einen kurzen Krankenhausaufenthalt zu ermöglichen, sind meistens die wichtigsten Voruntersuchungen schon vorher durchgeführt worden, so dass die Aufnahme in das Herzzentrum in aller Regel einen Tag vor der geplanten Operation erfolgt. Falls wichtige Untersuchungen, die in Ihrem Heimatkrankenhaus oder von Ihrem Hausarzt nicht durchgeführt werden konnten, nachträglich durchgeführt werden müssen, kann es auch zu Verschiebungen des voraussichtlichen Operationstermins kommen.

Gelegentlich muss aufgrund dringender Notfälle der Termin einer Herzoperation verschoben werden, wobei es sich hier in aller Regel nur um einen Tag handelt. In diesen Ausnahmesituationen wird um Ihr Verständnis gebeten.

Was geschieht am Tag vor der Operation?

Wie bereits oben beschrieben, werden zunächst fehlende Untersuchungen ergänzt und die direkt vor der Operation notwendigen Routineuntersuchungen durchgeführt.

Das Gespräch mit dem Patienten ist dabei von allergrößter Bedeutung. Der Stationsarzt klärt Sie ausführlich über die Risiken und den Verlauf der Operation auf. Scheuen Sie sich nicht, Fragen zu stellen. Das herzchirurgische Team ist immer bereit, Ihre persönlichen Fragen zu beantworten, um Ihnen die Angst und die Ungewissheit vor der anstehenden Operation zu lindern.

Am Tag vor der Operation kommt auch der Narkosearzt oder die Narkoseärztin zu Ihnen und spricht über den Verlauf der Narkose. Dabei werden Ihnen noch verschiedene Fragen gestellt, z. B. ob Sie schon einmal eine Narkose bekommen haben, wenn ja, wie Sie diese vertragen haben etc.

Ebenso stellt sich der Operateur oder die Operateurin bei Ihnen vor, um die geplante Operation mit Ihnen zu besprechen. Auch hier haben Sie die Möglichkeit, ungeniert zu fragen, was Sie wissen möchten.

Mit einem abführenden Medikament oder einem Einlauf wird Ihr Darm entleert. Im Rahmen der Operation fördert der Darm die Nahrungsreste nicht oder nur wenig weiter, so dass eine Fäulnisbildung entsteht. Die dadurch entstehenden Gase führen zu Blähungen, welche Ihnen das Atmen nach der Operation erheblich erschweren können. Besonders wichtig ist die Darmsäuberung bei Patienten, die schon Bauchoperationen hinter sich gebracht haben, denn diese können aufgrund von Verwachsungen zu lebensbedrohlichen Darmverstopfungen führen. Damit der entleerte Darm nicht wieder gefüllt wird, gibt es zum Abendessen nur eine Suppe oder einen Brei.

Da die Haare als Träger von vielen Keimen eine Infektionsquelle darstellen, wird die Körperbehaarung im Brustbereich, die Schambehaarung in der Leiste sowie im Bereich eines oder beider Beine entfernt. Letzteres hängt davon ab, ob zusätzlich ein Venenbypass bei der Herzklappenoperation angelegt wird. Dazu wird ein hautschonender Rasierapparat eingesetzt. Nach dieser Prozedur empfiehlt es sich zu duschen, um die abrasierten Haare wegzuspülen.

Ab 22.00 Uhr müssen Sie nüchtern bleiben, d. h. Sie dürfen nichts mehr essen und ebenso nichts mehr trinken. Letzteres ist für die geplante Narkose sehr wichtig, damit bei der Narkoseeinleitung kein Mageninhalt über die Luftröhre in die Lunge gelangt und dort Entzündungen oder eine Verlegung der Atemwege auslöst.

Ihr Reisegepäck und Ihre Wertgegenstände werden von den Schwestern der Station sicher weggeschlossen. Nur das Nötigste, wie z. B. Ihre Waschutensilien, eine Brille, Hörgeräte, spezielle Medikamente oder die dritten Zähne folgen Ihnen in einer kleinen

Plastikkiste auf die Intensivstation. Nun sind Sie nur noch mit dem Flügelnachthemd vom Krankenhaus bekleidet, mit dem Sie am nächsten Tag auch in den Operationsbereich gelangen.

Damit Sie in der Nacht vor Ihrer Operation gut schlafen können und sich nicht zu viele Sorgen machen, bekommen Sie noch eine starke Schlaftablette.

Was geschieht am OP-Tag vor und nach der Operation?

Damit Sie entspannt zur Operation kommen, erhalten Sie vorher noch eine Beruhigungstablette. Viele Patienten sind dadurch schon so müde, dass sie sich nach der Operation nicht mehr genau erinnern können.

Je nachdem, ob Sie an erster oder an zweiter Stelle auf dem OP-Plan stehen, werden Sie früh morgens oder im Laufe des Vormittags in den Operationstrakt gebracht. Natürlich kann es auch hier durch Notfälle zu Änderungen kommen. An der OP-Schleuse, das ist der Übergangsbereich zum Operationstrakt, nimmt Sie zunächst das OP-Personal in Empfang. Es folgt das Umbetten von Ihrem Bett auf den Operationstisch. Danach werden Sie in einen kleinen Raum vor dem eigentlichen Operationssaal gefahren. Hier erwartet Sie das Narkoseteam, bestehend aus einer Pflegekraft und einem Narkosearzt bzw. einer -ärztin (*Anästhesist/in*).

Bevor die Narkose beginnt, ist es noch nötig, einige „Zugänge" zu legen. Das bedeutet, dass Verweilkanülen in Venen der Hand oder des Armes gelegt werden, über die dann die zur Narkose erforderlichen Medikamente gespritzt werden können. Des Weiteren ist für die Herzchirurgie die „blutige" Blutdruckmessung unumgänglich. Dazu wird in die Unterarm- oder selten in die Leistenschlagader ein dünner Katheter gelegt, über den der Blutdruck dauerhaft gemessen wird. Blut, das aus diesem Katheter entnommen wird, lässt zusätzlich noch eine Aussage über die Sauerstoffversorgung des Blutes durch die Lunge zu. Selbstverständlich erhalten Sie eine örtliche Betäubung, bevor irgendeine Nadel in Ihre Haut eindringt.

Nun beginnt die eigentliche Narkose. Eine Maske, aus der 100% Sauerstoff kommt, wird Ihnen vor das Gesicht gehalten. Die verabreichten Medikamente lassen Sie müde werden. Sie schlafen ein. Da diese Medikamente auch die Atmung unterdrücken, überwacht der/die Narkosearzt/ärztin jetzt die Atmung für Sie und beatmet Sie mit der Maske. Anschließend wird eine schlauchartige Kunststoffröhre (*Tubus*) in Ihrer Luftröhre platziert und am Ende durch einen aufblasbaren Ballon (*„cuff"*) geblockt. Dadurch wird verhindert, dass die Beatmungsluft seitlich der Kunststoffröhre entweicht. Über diese Kunststoffröhre werden Sie nun beatmet.

Eine Magensonde leitet Magensekret in einen Beutel ab, damit es während der Phase der künstlichen Beatmung nicht in die Lunge zurückläuft und hier eine Lungenentzündung hervorruft. Denn die zur Narkose nötigen Medikamente schalten eigene Schutzreflexe aus, die unter normalen Bedingungen verhindern, dass Magensaft in die Lunge gerät.

Danach werden noch weitere Katheter gelegt. Dies geschieht über eine der großen Halsvenen, meistens auf der rechten Seite. Einer dieser Katheter endet im Bereich vor dem rechten Vorhof und erlaubt die Gabe von Medikamenten direkt in das Herz. Somit können herzwirksame Medikamente ihre Wirkung am Ort des Geschehens schneller entfalten. Man bezeichnet ihn als *zentralvenösen Katheter*. Ein zweiter Katheter, die *Schleuse*, erlaubt das Einführen eines weiteren Katheters, der über das Herz hinaus bis in die Lungenschlagader eingeschwemmt wird. Mit diesem Katheter, dem *Pulmonaliskatheter*, kann das Blutpumpvolumen des Herzens pro Minute (*Herzminutenvolumen*) bestimmt werden. Man kann damit eine Aussage über die Herzpumpleistung und andere Kreislaufmessgrößen machen. Auch ein erhöhter Blutdruck im Lungenkreislauf lässt sich mit diesem Katheter feststellen. Zur Überprüfung der Nierenfunktion bzw. der Ausscheidung während der Operation dient ein Blasenkatheter, der nun gelegt wird.

Der Narkosearzt ist nicht nur für das Legen der Katheter, die künstliche Beatmung und die Narkose verantwortlich, sondern er überwacht während der Operation auch die Kreislaufparameter, d. h. den Blutdruck, den Herzrhythmus oder EKG-Veränderungen. Bei manchen Patienten werden aufgrund einer entsprechenden Krankengeschichte zusätzlich noch die Hirnströme mittels eines

Elektroenzephalogramms (*EEG*) während der Operation abgeleitet. Auch dies fällt in das Aufgabengebiet der Narkoseärzte oder -ärztinnen.

Inzwischen wurde von dem OP-Pflegepersonal schon alles Nötige (Instrumente, Nahtmaterial etc.) für die geplante Operation vorbereitet. Auch die Herzlungenmaschine steht schon bereit. Sie wird von einem *Kardiotechniker* oder einer *Kardiotechnikerin* bedient. Im Fachjargon sagt man: „Die Herzlungenmaschine wird gefahren."

Nun werden Sie in den Operationssaal gefahren. Seit Beginn der Narkose sind Sie jedoch in der Welt der Träume und bekommen von alledem nichts mehr mit. Da Ihre Haut Träger vieler Bakterien und Keime ist, muss sie vor der Operation mit einer Desinfektionslösung gereinigt werden. Danach werden Sie mit sterilen Tüchern abgedeckt.

Der Verlauf der Herzklappenoperation selbst wird ausführlich im nächsten Kapitel beschrieben. Um des Zusammenhangs willen soll daher an dieser Stelle auf die Beschreibung der „Operationsstrategie" verzichtet werden.

Nach der Operation werden Sie entweder schon im Operationssaal von der künstlichen Beatmung befreit, so dass Sie wieder alleine Luft holen können, oder Sie gelangen noch beatmet schlafend auf die Intensivstation. Hier sind Sie an eine Vielzahl von Geräten angeschlossen. Solange Sie auf der Intensivstation noch künstlich beatmet sind, können Sie aufgrund des Beatmungsschlauches (Tubus) in der Luftröhre nicht sprechen. Das Pflegepersonal wird Ihnen deshalb Fragen stellen, die Sie mit Kopfnicken beantworten können. Je nachdem, wie schnell Sie aus der Narkose erwachen, werden Sie von der Beatmungsmaschine befreit und die Kunststoffröhre aus der Luftröhre gezogen (*Extubation*). In aller Regel geschieht das 1–12 Stunden nach der Operation. Von jetzt an liegt es an Ihnen selbst, zu atmen und den Schleim gut abzuhusten. In den ersten Stunden nach der Extubation bleiben Sie noch nüchtern, so dass Sie bei nicht ausreichender Eigenatmung ohne Gefahr erneut an die künstliche Beatmung angeschlossen werden können. (Wie oben bereits beschrieben, verhindert diese Maßnahme ein Verschlucken von Mageninhalt in die Lunge, wodurch eine schwere Lungenentzündung ausgelöst werden kann.)

Die meisten Patienten können sich an die Entwöhnungsphase von der Beatmungsmaschine später nicht mehr erinnern. Auf der Intensivstation werden Ihre Herz-/Kreislauffunktionen fortlaufend überwacht. Viele routinemäßige Maßnahmen dienen Ihrer Sicherheit, um etwaige Unregelmäßigkeiten schneller erkennen und unverzüglich erfolgreich behandeln zu können.

Wenn Sie an sich hinabblicken, werden Sie noch Wunddrainagen und Schrittmacherkabel entdecken. Von den Wunddrainagen sind Sie meistens bis zum zweiten postoperativen Tag befreit. Die Schrittmacherdrähte, die fast alle herzoperierten Patienten erhalten, werden am Tag vor Ihrer Entlassung gezogen.

Die krankengymnastische Betreuung ist gerade in den ersten Tagen nach der Operation für die Atmung sehr wichtig. Deswegen sollten Sie die Anweisungen des Pflegepersonals bezüglich des Atemtrainings uneingeschränkt befolgen, auch wenn es Ihnen manchmal schwer fällt. Es ist nur zu Ihrem Besten. Das Atemtraining dient zur Belüftung Ihrer Lunge. Dadurch wird verhindert, dass Lungenareale kollabieren (d.h. sich *Atelektasen* bilden, das sind nicht belüftete Lungenabschnitte). Warum ist es so wichtig, die Bildung von Atelektasen zu vermeiden? Atelektasen bieten die besten Voraussetzungen für Lungenentzündungen: Da sich der dort befindliche Schleim nicht abhusten lässt, finden Bakterien einen wunderbaren Nährboden. Damit Sie beim Schleimabhusten weniger Beschwerden haben, bekommen Sie eine Handtuchrolle, die Sie beim Husten gegen das Brustbein drücken können. Falls Sie Schmerzen bei der Atmung haben, scheuen Sie sich nie, nach einem Schmerzmittel zu fragen. Denn wir wissen, dass Patienten mit Schmerzen nicht tief einatmen und dadurch das Risiko einer Lungenentzündung deutlich erhöht ist. Außerdem möchten wir Ihnen die Zeit nach der Operation, auch was die Schmerzen betrifft, so angenehm wie möglich gestalten.

Bereits vor der Operation haben Sie auf der Station ein Atemtherapiegerät bekommen und hoffentlich auch schon fleißig mit diesem Gerät geübt. Das Gerät besteht aus drei Kugeln in durchsichtigen Kunststoffsäulen, die miteinander verbunden sind. An einem Schlauch mit einem Mundstück können die Kugeln durch tiefes Einatmen nach oben gezogen werden. Man bezeichnet dieses Atemgerät als *Triflo* (Abb. 13). Um die Atemübung richtig

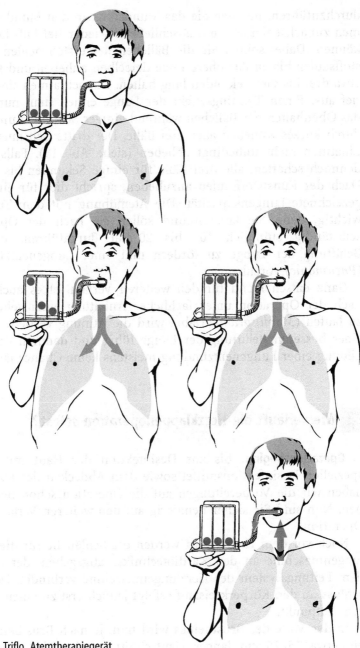

Abb. 13. Triflo, Atemtherapiegerät

durchzuführen, nehmen Sie das Mundstück in den Mund und atmen zunächst tief aus, um anschließend wieder tief Luft holen zu können. Dabei sollten Sie die Bällchen der ersten beiden Kunststoffsäulen bis an das obere Ende derselben anheben und sie dort etwa drei bis vier Sekunden lang halten. Danach atmen sie wieder tief aus. Einen Trainingseffekt der Lunge erzielt man nur durch das Obenhalten der Bällchen während einiger Sekunden und nicht durch kurzes Anheben aller drei Bälle. Der dritte Ball muss beim Einatmen nicht unbedingt abheben (siehe Abb. 13). Falls Sie es dennoch schaffen, alle drei Bälle für einige Sekunden bis an das Dach der Kunststoffsäulen anzuheben, spricht dies für eine ausgezeichnete Lungenkapazität. Die Atemübung mit dem Triflo ist wichtig, denn Sie können und sollen sie nach der Operation selbständig stündlich 10- bis 20-mal durchführen, um die Belüftung der Lunge zu fördern und einer Lungenentzündung (*Pneumonie*) vorzubeugen.

Ganz entscheidend für den weiteren Verlauf ist es auch, früh nach der Operation unter fachlicher Anleitung aufzustehen und zu laufen (*Mobilisation*). Dabei wird die Atmung vertieft, was zu einer besseren Belüftung der Lunge führt und dadurch der Ausbildung einer Lungenentzündung meistens keine Chance lässt.

Wie verläuft die Herzklappenoperation selbst?

■ **Operationsbeginn.** Bis zur Desinfektion der Haut mit einem speziellen Desinfektionsmittel sowie dem Abdecken des Patienten haben wir die Vorbereitungen auf die Operation schon beschrieben. Nun sind Sie sicher neugierig auf den weiteren Verlauf Ihrer Operation.

Noch vor dem Hautschnitt werden die Schläuche für die Herzlungenmaschine an den Kardiotechniker abgegeben, der sie mit dem Leitungssystem der Herzlungenmaschine verbindet. Der Anschluss an den Körperkreislauf erfolgt jedoch erst zu einem späteren Zeitpunkt.

In der Mitte des Brustbeines wird nun, je nach Brustbeinlänge, ein etwa 15–25 cm langer Hautschnitt durchgeführt (Abb. 14).

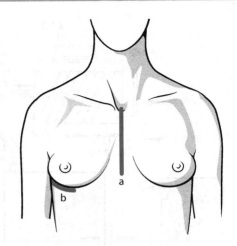

Abb. 14. Operative Zugänge zum Herzen. **a** Schnitt in der Mitte des Brustkorbes. **b** Minimalinvasiver Zugang unterhalb der rechten Brust

Durch die Unterhautschicht gelangt man auf das Brustbein, das mit einer Art Knochensäge in der Mitte längsgespalten wird. Um möglichst kein Fremdblut zu benötigen, wird von Beginn der Operation an auf eine sorgfältige Blutstillung geachtet. Ein Brustbeinsperrer drängt die beiden Brustbeinhälften auseinander. Man sieht nun den Herzbeutel und angrenzend die von feinen Gewebestrukturen (*Pleura*) überzogenen Lungen. Nach Eröffnen des Herzbeutels blickt man auf das Herz. Die große Körperschlagader wird im Bereich des Austritts aus dem Herzbeutel freipräpariert, und die Herznähte für die Kanülen der Herzlungenmaschine werden gelegt.

■ **Anschluss an die Herzlungenmaschine.** Im nächsten Schritt wird die Herzlungenmaschine angeschlossen. Diese Maschine übernimmt, wie der Name schon sagt, die Funktion von Herz und Lunge (Abb. 15). Dazu wird eine Kanüle in die große Körperschlagader (Aorta) und in den rechten Vorhof des Herzens eingebracht. Die Kanülen werden von sogenannten Tabaksbeutelnähten fixiert. Die Kanüle in der Aorta bezeichnet man als arterielle und die im rechten Vorhof als venöse Kanüle. Die Kanülen werden jeweils mit den Schläuchen der Herzlungenmaschine verbunden. Über die Kanüle im rechten Vorhof gelangt das sauerstoffarme Blut durch einen Schlauch, der Schwerkraft folgend, in einen

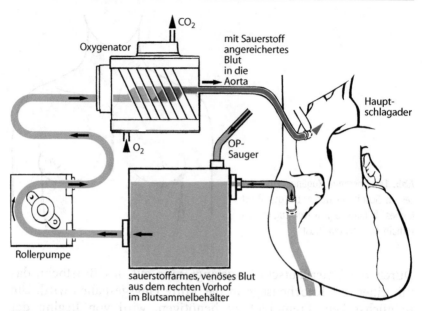

Abb. 15. Herzlungenmaschine

Sammelbehälter der Herzlungenmaschine. Das Blut aus dem Sammelbehälter muss nun wieder mit Sauerstoff angereichert und von Kohlendioxid befreit werden. Dies geschieht in einer Art künstlichen Lunge, dem *Oxygenator*. Zusätzlich kann das Blut durch einen Wärmetauscher sowohl gewärmt als auch gekühlt werden. Eine Rollerpumpe pumpt das sauerstoffreiche Blut wieder über einen Schlauch durch die Kanüle in der Aorta und damit in den großen Körperkreislauf. Das Blut durchläuft vorher noch einen Filter, der kleinste Blutgerinnsel und Luftblasen, die entstanden sein könnten, zurückhält. Die Herzlungenmaschine leistet genausoviel Pumparbeit, um den Kreislauf aufrecht zu erhalten, wie sonst das Herz.

Einige Herzklappenoperationen erfordern nicht nur eine venöse Kanüle, sondern zwei, die dann in die große obere und untere Hohlvene geschoben werden, um so das zum rechten Herzen zurückkommende Blut zu drainieren. Das ist immer dann notwendig, wenn im Laufe der Operation z.B. der rechte Vorhof eröffnet wird oder ein Defekt in der Herzscheidewand versorgt werden muss. Die obere und untere Hohlvene werden dann noch mit einem Bändchen (*Ligatur*) umschlungen und so angezogen, dass die Hohlvenenwand eng an der venösen Kanüle anliegt. Das ist deshalb so wichtig, weil sonst z. B. beim Eröffnen des rechten Vorhofs Luft in die venöse Kanüle gelangen kann, die dann die Blutdrainage aus dem Herzen in die Herzlungenmaschine blockiert (*Airblock*), so dass die Herzlungenmaschine kurzzeitig bis zur Behebung der Luftblockierung nicht mehr ausreichend Blut zurück in den Körper pumpen kann.

Zwei weitere Sauger der Herzlungenmaschine ermöglichen das Freihalten des Operationsgebietes von Blut. Dadurch geht wenig von Ihrem eigenen Blut verloren. Eine Fremdblutübertragung wird somit bei rund 80% der Operationen überflüssig.

■ **Herzstillstand.** Die Herzlungenmaschine übernimmt also, wie oben erklärt, die Funktion von Herz und Lunge. Dadurch kann das Herz ohne Folgen aus dem Kreislauf ausgeschaltet werden. Dies geschieht durch Abklemmen der großen Körperschlagader zwischen der Eintrittsstelle der blutzuführenden Kanüle und dem Herzen. Damit das Herz nun auch aufhört zu schlagen, pumpt ein zusätzliches Schlauchsystem der Herzlungenmaschine über die Wurzel der großen Körperschlagader oder über den *Sinus coronarius* (Mündung der großen Herzvene in den rechten Vorhof) eine spezielle Schutzlösung in die Herzkranzarterien. Diese Lösung kann z. B. aus Blut mit erhöhtem Kaliumanteil bestehen. Durch die hohe Kaliumkonzentration hört das Herz auf zu schlagen. Zusätzlich kann diese Lösung, im Fachjargon als *kardioplegische Lösung* bezeichnet, auch noch gekühlt werden.

Alle diese Maßnahmen dienen dazu, das Herz in der Phase der fehlenden Durchblutung während des Herzstillstandes zu schützen. Jedes Organ, so auch das Herz, benötigt Sauerstoff und Nährstoffe, um Stoffwechselvorgänge aufrecht zu erhalten. Damit wird nicht nur die für das Organ zum Überleben wichtige Energie bereitgestellt, sondern auch die, die zur Aufrechterhaltung der Organfunktionen unerlässlich ist. Das Blut ist der Lieferant der Zutaten, also des Sauerstoffs und der Nährstoffe. Wird nun beim Herzstillstand das Herz aus der Blutzirkulation ausgeklemmt, arbeitet es zunächst noch kurze Zeit weiter. Da unter diesen Bedingungen das

Herz aber nicht mehr durchblutet wird, fehlen Sauerstoff und Nährstoffe, um die für das Herz nötige Energie zum Überleben bereit-
zustellen. Deswegen ist es wichtig, dass das Herz in dieser Phase
so wenig wie möglich Energie verbraucht. Dazu dient die kardioplegische Lösung, die das Herz stillstellt, d. h. das Herz schlägt nicht
mehr und benötigt somit weniger Energie. Die Kühlung des Herzens unterstützt diesen Vorgang. Bei sehr muskelstarken (*hypertro-
phierten*) Herzen oder bei multiplen, hochgradigen Verengungen
aller drei Kranzarterien kann das Herz in ganz seltenen Fällen nicht
ausreichend kardioplegiert werden, so dass ihm später die Entwöhnungsphase von der Herzlungenmaschine schwer fällt. Man spricht
dann von einem *Protektionsschaden* des Herzens. Eine häufig
durchgeführte Durchströmung (*Perfusion*) kardioplegischer Lösung von rückwärts (*retrograd*) über die Herzvenen kann hier vor-
beugen.

Weshalb ist ein Herzstillstand überhaupt erforderlich? Die Erklärung ist ganz einfach. Um an die Herzklappen zu gelangen,
müssen die Herzhöhlen oder die aus dem Herzen entspringende
große Körper- oder Lungenschlagader eröffnet werden, so dass
der Patient ohne einen Herzstillstand verbluten würde oder Luft
in seinen Kreislauf gelangen könnte (Luftembolie). Keiner weiteren Erklärung bedarf sicherlich die Tatsache, dass es in einem
blutigen Operationsbereich schwierig ist, Strukturen zu erkennen.

■ **Zugangswege zu den Herzklappen.** Je nachdem, welche Herzklappe erkrankt ist, benutzt man unterschiedliche Zugangswege
zu ihr. Um an die Aortenklappe zu gelangen, wird die Aorta
eröffnet (Abb. 16), entsprechend wird bei Operationen an der Pulmonalklappe diese durch die Lungenschlagader erreicht. Die Mitralklappe wird in der Regel durch den linken Vorhof direkt oder
über den rechten Vorhof durch die Vorhofscheidewand operiert.
Der Zugang zur Trikuspidalklappe verläuft über den rechten Vorhof.

■ **Herzklappenreparatur oder Herzklappenersatz?** Ist der Operateur
bei der erkrankten Herzklappe angelangt, muss entschieden werden, ob die Herzklappe mittels einer Wiederherstellung (*Rekonstruktion*) repariert werden kann oder ob die Herzklappe von der

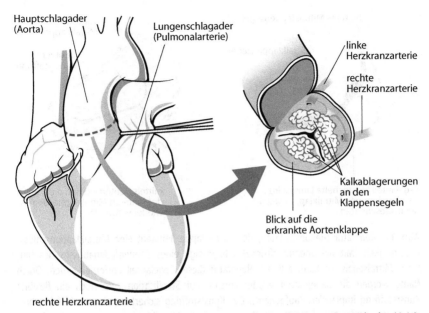

Abb. 16. Zugang zur Aortenklappe durch quere Eröffnung der Aorta (gestrichelte Linie). In der Abbildung erkennt man die Verkalkungen im Bereich der Klappensegel, die je nach Ausmaß die Ventilfunktion der Aortenklappe erheblich beeinträchtigen können

Erkrankung so zerstört ist, dass nur ein Herzklappenersatz in Frage kommt. Meistens lässt sich auch schon aus den Voruntersuchungen erahnen, ob eine Rekonstruktion möglich ist oder nicht.

▪ **Herzklappenreparatur.** Eine Rekonstruktion der Aortenklappe wird eher weniger routinemäßig durchgeführt, da die erkrankten Aortenklappen selten die erforderlichen Kriterien zur Rekonstruktion erfüllen und schon zu zerstört sind.

Anders verhält es sich da mit der Mitral- und Trikuspidalklappe. Liegt eine Mitralklappenstenose vor, kann hier durch Lösen der miteinander verschmolzenen Klappensegel die Verengung (Stenose) behoben werden. Ideal zur Reparatur der Mitralklappe sind Mitralklappenschlussundichtigkeiten (Insuffizienzen). Hier ist der Klappenring erweitert (dilatiert), so dass sich die Segel

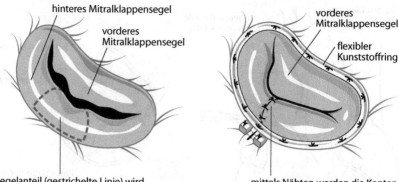

Segelanteil (gestrichelte Linie) wird aus dem hinteren Mitralklappensegel herausgeschnitten

mittels Nähten werden die Kanten des hinteren Mitralklappensegels wieder verbunden

Abb. 17. Reparatur (Rekonstruktion) der Mitralklappe. Entsteht eine Mitralklappenschluss-undichtigkeit (Mitralklappeninsuffizienz) z. B. infolge eines Sehnenfadenabrisses des hinteren Mitralsegels, so kann z. B. zur Reparatur dieser Segelanteil entfernt werden. Durch Nähte werden die Segelränder wieder vereint. Zur Stabilisation wird noch ein flexibler Kunststoffring implantiert (aufgenäht). Der Kunststoffring sichert ein dauerhaftes Ergebnis der Reparatur der Mitralklappe. Nun können sich die Mitralklappensegel ausreichend aneinanderlegen, so dass wieder eine gute Ventilfunktion hergestellt ist. Dies ist nur eine der vielen Möglichkeiten, die zur Reparatur der Mitralklappenschlussundichtigkeit genutzt werden kann

beim Klappenschluss nicht mehr vollständig aneinanderlegen können. Nichts ist daher naheliegender, als den kranken Klappenring zu raffen, so dass dadurch die Segelklappen wieder dicht schließen. Dafür kommen verschiedene Möglichkeiten in Frage, die von einfachen bis zu komplexen Raffnähten reichen, aber auch eine Implantation eines Kunstklappenrings, der auf den erweiterten kranken Klappenring aufgenäht wird und damit zu einer Raffung führt (Abb. 17). Jedoch müssen auch hier gewisse Bedingungen erfüllt sein, damit eine solche Reparatur der Mitralklappe möglich ist. Um ein optimales Rekonstruktionsergebnis zu erzielen, sollte die Mitralklappe nicht verkalkt sein, und die Klappensegel müssen sich nach der Raffung wieder aneinanderschmiegen und eine gute Schlussfähigkeit besitzen. Dies ist z. B. bei geschrumpften und verdickten Klappensegeln nicht mehr der Fall.

Ist die Trikuspidalklappe betroffen, so kann hier fast ausschließlich eine Rekonstruktion durchgeführt werden. Ein Trikuspidalklappenersatz ist äußerst selten.

▪ **Herzklappenersatz.** Ist die Herzklappe so zerstört, dass keine Reparatur durchgeführt werden kann, wird ein Herzklappenersatz unumgänglich. Da der Ersatz der Aorten- und Mitralklappe gegenüber dem der Pulmonal- und Trikuspidalklappe deutlich überwiegt, wird im Folgenden nur auf die Herzklappen des linken Herzens näher eingegangen.

Beim *Ersatz der Aortenklappe* werden zunächst die erkrankten Herzklappensegel herausgeschnitten (Abb. 18 a). Oft sind Teile der Klappensegel miteinander verschmolzen. Meistens liegen auch ausgeprägte Verkalkungen vor, die sorgfältig entfernt werden. Die Gefahr dabei ist, dass sich kleinste Kalkteilchen lösen können, was trotz größter Sorgfalt des Operateurs und entsprechender Vorsichtsmaßnahmen geschehen kann. Diese Kalkteilchen können später, wenn das Herz wieder schlägt, mit dem Blutstrom in andere Organe, wie z.B. das Gehirn, gelangen und dort einen Schlaganfall verursachen.

Bei Verwendung von gerüsttragenden biologischen oder mechanischen Herzklappen wird nun mit speziellen Klappenmessgeräten die Größe der neuen Klappe bestimmt. Die passende Herzklappe wird ausgesucht und ihr Nahtring in dem natürlichen Klappenring des Patienten durch Nähte verankert (Abb. 18 b, c). Anschließend prüft der Operateur, ob es zwischen dem Nahtring und dem Klappenring des Patienten noch Undichtigkeiten (Lecks) gibt. Dies ist äußerst selten der Fall, meistens nur bei ausgeprägt verkalkten Klappenringen, die sich dann natürlich nicht so gut an den Nahtring der neuen Klappe anpassen. Meist lässt sich ein Leck jedoch mit ein paar Extranähten beheben. Bei Kunststoffherzklappen wird getestet, ob sich die Klappenflügel einwandfrei öffnen und schließen. Manchmal können verkalkte Strukturen die Segelbewegung beeinträchtigen. Das ist jedoch kein Problem, da sich die modernen Herzklappen durch Drehen in ihrem Klappenring so ausrichten lassen, dass sich die Flügel problemlos bewegen können. Dadurch kann ein natürliches Hindernis umgangen werden.

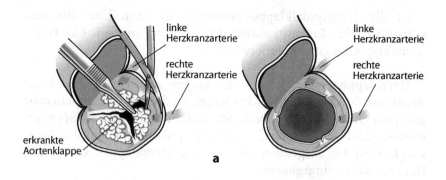

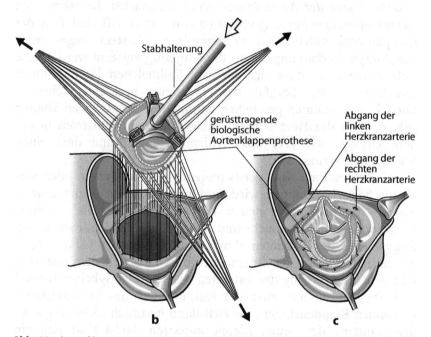

Abb. 18. Aortenklappenoperation. **a** Herausschneiden der kranken Aortenklappensegel. **b** Die Aortenklappenprothese befindet sich an einer Stabhalterung, die die Implantation erleichtert. Die Klappenprothese wird entlang der gebündelten Herzklappennähte, die den Klappenring des Patienten mit dem der Klappenprothese verbinden, „heruntergefahren" und in Position gebracht. Nach Entfernung der Stabhalterung werden die Klappennähte geknotet und abgeschnitten. **c** Blick auf die hier implantierte gerüsttragende biologische Herzklappenprothese in Aortenposition

Die Implantation von *gerüstlosen biologischen Herzklappen* ist etwas aufwändiger. Der Operateur muss während der Operation entscheiden, ob z. B. die Aortenwurzel des Patienten eine gerüstlose Klappe aufnehmen kann, oder ob diese zu verkalkt ist, sodass eine gerüstlose Klappe aufgrund der zusätzlich notwendigen Nähte nicht verwendet werden kann. Man kann sich eine solche gerüstlose Herzklappe z. B. als eine Schweineaortenklappe vorstellen, die mit dem sich anschließenden Stück der großen Schlagader entnommen wird (siehe Abb. 12). Im Einflussbereich der Klappe ist das Gewebe mit einem Textilgewebe (Dacron) verstärkt, so dass dadurch eine Art Nahtring entsteht. Kurz oberhalb der gerüstlosen biologischen Aortenklappe befinden sich die Abgänge der Herzkranzgefäße des Schweins, die mit einem Faden abgebunden sind. Für die Implantation der gerüstlosen biologischen Herzklappen gibt es verschiedene Techniken. Dabei unterscheidet man zwischen der „Total-root-Technik" (Abb. 19 a), der „Root-inclusion-" oder synonym „Cylinder-in-cylinder-Technik" (Abb. 19 b) und der „Subcoronary-Technik" (Abb. 19 c).

Bei *„Total-root-(ganze Wurzel)-Technik"* wird die zerstörte Herzklappe und ein entsprechendes Stück der angrenzenden großen Schlagader herausgeschnitten. Dabei werden auch die sich in diesem Bereich befindenden Abgänge der Herzkranzarterien sorgfältig freipräpariert und abgetrennt. Es folgt das Annähen des Nahtrings der gerüstlosen biologischen Herzklappe an den Herzklappenring des Patienten. Die abgetrennten Abgänge der Herzkranzarterien des Patienten müssen nun mit der Aorta der gerüstlosen biologischen Herzklappe wieder verbunden werden, nachdem vorher dafür in den entsprechenden Bereichen der implantierten Aorta kreisrunde Löcher ausgeschnitten wurden. Man bezeichnet dies als *Reimplantation* der Koronararterien. Dies verdeutlicht, dass dieser Eingriff nicht ohne Gefahren ist (siehe Abb. 19 a).

Bei der *„Root-inclusion-"* oder *„Cylinder-in-cylinder-Technik"* implantiert man die gerüstlose biologische Herzklappe nach Herausschneiden der erkrankten Herzklappe als Zylinder in die Patientenaorta. Dabei wird der Nahtring der Klappe mit dem Klappenring des Patienten mittels Nähten verbunden. Im Bereich der natürlichen Abgänge der Koronararterien schneidet man

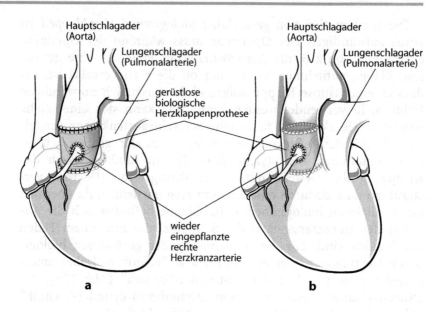

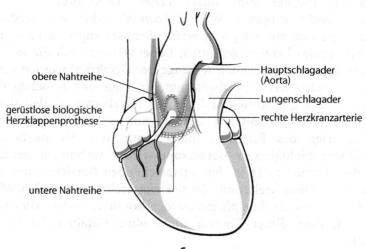

Abb. 19. Implantationstechniken gerüstloser biologischer Aortenklappenprothesen. **a** „Total-root-(ganze Wurzel)"-Technik. **b** „Root-inclusion- oder auch Cylinder-in-cylinder" Technik. **c** „Subcoronary (unterhalb der Abgänge der Herzkranzgefäße)" Technik. Erklärung s. Text S. 83, 85

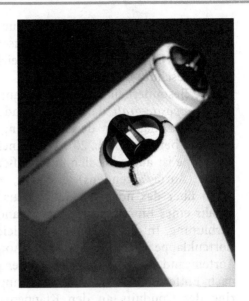

Abb. 20. Die Abbildung zeigt einen SJM® Masters Series Aortic Valved Graft, das ist eine Rohrprothese mit integrierter mechanischer Herzklappenprothese, die im Fachjargon als Conduit oder Composite bezeichnet wird

wiederum kreisrunde Löcher aus, die dann an die Innenwand der Aorta um die Koronarabgänge genäht werden. Der obere Rand der gerüstlosen biologischen Herzklappe (des „Zylinders") wird an der Innenwand der Aorta mit Nähten fixiert (siehe Abb. 19b).

Bei der „*subcoronary*", d. h. unterhalb der Koronararterien platzierten Implantation wird der Nahtring der einzusetzenden Herzklappe zunächst wie bei den anderen Techniken mit dem Klappenring des Patienten verbunden. Im Gegensatz zu den o. g. Implantationsarten schneidet man dann aber oberhalb der Klappensegel halbkreisförmige Teile der Aortenwand der zu implantierenden Klappe aus. Der auf diese Weise entstandene obere Rand der gerüstlosen biologischen Herzklappe wird an die Innenwand der Aorta des Patienten genäht. Im Bereich der Koronarabgänge erfolgt dies unterhalb derselben, sodass die Blutversorgung des Herzens noch sicher gestellt ist. Daher die Bezeichnung „subcoronary" (= unterhalb der Koronararterien) (siehe Abb. 19c).

Die Implantation eines *Homograft* in Aortenposition kann nach den verschiedenen o. g. Implantationstechniken für die gerüstlosen biologischen Herzklappen erfolgen. In der Mehrzahl der Fälle implantiert man einen Homograft jedoch nach der Total-root-Technik. Im Unterschied zur gerüstlosen biologischen Schweineherzklappe besitzt die menschliche Klappe keine Verstärkung des Nahtringes. Der Nahtbereich wird erst vom Operateur zurechtgeschnitten.

Eine Besonderheit stellt die Implantation eines *Conduit* oder eines *Composite-graft* dar. Dabei handelt es sich um eine mechanische Herzklappe an deren Nahtring sich ein Stück einer Rohrprothese befindet (Abb. 20). Bei manchen Erkrankungen der Aortenklappe ist auch das sich anschließende Stück der aufsteigenden Aorta (Aorta ascendens) erkrankt, z. B. kann die aufsteigende Aorta über das normale Maß hinaus erweitert sein, so dass die Gefahr eines Einrisses der Aortenwand besteht und damit die der Verblutung. In diesen Fällen wird gleichzeitig mit dem Ersatz der Aortenklappe auch das erkrankte Aortenrohr ersetzt. Die kranke Aortenwand wird herausgeschnitten. Anschließend näht man nach Entfernung der zerstörten Klappensegel den Kunstklappenring des Conduits an den Klappenring des Patienten. Wie bei dem Total-root-Verfahren bei den biologischen gerüstlosen Herzklappen werden auch hier die Abgänge der zuvor abgetrennten Herzkranzarterien wieder in die Rohrprothese eingepflanzt (reimplantiert). Der obere Rand der Rohrprothese wird dann im gesunden Bereich der stehengebliebenen Aorta angenäht.

Beim *Mitralklappenersatz* hat man im Laufe der Jahre festgestellt, dass es für die Effizienz der Pumpleistung des linken Herzens von Vorteil ist, wenn man möglichst viele Strukturen der erkrankten Herzklappe erhält. Im Fachjargon heißt dies, man erhält den „Klappenhalteapparat". Das ist die Gesamtheit der sehnigen Verbindungen der Klappensegel zu den kegelförmigen Muskelvorsprüngen (Papillarmuskeln) der linken Herzwand. Wenn es die Struktur der erkrankten Herzklappe erlaubt, wird der Klappenhalteapparat also weitgehend erhalten. Manchmal ist dies jedoch z. B. aufgrund von Verkalkungen oder Klappenstrukturen, die die Flügelbewegung der neuen Herzklappe beeinträchtigen, nicht immer möglich.

Wie bei der Aortenklappe wird die Größe der neuen Herzklappe mit speziellen Klappenmessgeräten bestimmt und der Nahtring der neuen Herzklappe mittels Nähten mit dem natürlichen Mitralklappenring des Patienten verbunden. Anschließend folgt die Tes-

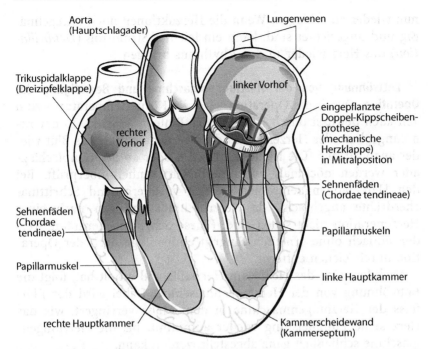

Aorta
(Hauptschlagader)

Lungenvenen

Trikuspidalklappe
(Dreizipfelklappe)

linker Vorhof

rechter
Vorhof

eingepflanzte
Doppel-Kippscheiben-
prothese
(mechanische
Herzklappe)
in Mitralposition

Sehnenfäden
(Chordae tendineae)

Sehnenfäden
(Chordae
tendineae)

Papillarmuskeln

Papillarmuskel

linke Hauptkammer

rechte Hauptkammer

Kammerscheidewand
(Kammerseptum)

Abb. 21. Längsschnitt des Herzens. Die kranke Mitralklappe ist hier durch eine Doppel-Kippscheibenprothese (mechanische Herzklappe) ersetzt worden. Die Pfeile zeigen den Blutfluss durch die Klappe

tung, ob sich zwischen dem Nahtring des Patienten und der neuen Herzklappe noch Lecks finden, sowie bei Kunststoffklappen die Prüfung auf einwandfreie Flügelbewegung (Abb. 21).

Aufgrund der Komplexität der Mitralklappe kann man sich auch hier vorstellen, dass die Implantation von gerüstlosen Bioprothesen nicht ohne Risiken ist.

■ **Ende des Herzstillstandes.** Nach der Herzklappenoperation wird der entsprechende Zugangsweg zur Herzklappe wieder verschlossen. Beim Eröffnen der Herzhöhlen gelangte Luft in das Herz. Damit diese Luft später keinen Schaden anrichten kann, wird das Herz ausgiebig entlüftet. Dann folgt das Öffnen der vorher gesetzten Gefäßklemme der großen Körperschlagader. Der Blutfluss durch das Herz ist somit wieder freigegeben, das Herz beginnt nun wieder zu schlagen. Wenn die Herzaktionen noch unregelmäßig und ungerichtet sind, kann ein leichter Stromstoß (*Defibrillation*) das Herz wieder in den Rhythmus bringen.

■ **Entwöhnung von der Herzlungenmaschine und Beendigung der Operation.** Durch die Operation wird die Körpertemperatur – zum Teil auch bewusst durch Kühlung des Blutes – gesenkt. In der Erholungsphase des Herzens wird die Zeit genutzt, um das Blut wieder anzuwärmen. Die Nähte am Herzen oder an der Hauptschlagader werden nochmals auf ihre Bluttrockenheit überprüft. Bei den Herzklappenoperationen werden vorübergehend Schrittmacherdrähte angebracht, da Herzrhythmusstörungen nach einer Herzoperation nicht selten sind. (Diese Schrittmacherdrähte werden einfach ohne erneuten Eingriff einige Tage nach der Operation durch Ziehen entfernt.)

Nachdem sich das Herz vom Herzstillstand erholt hat, folgt die Entwöhnung von der Herzlungenmaschine. Dabei wird der Blutfluss der Herzlungenmaschine in dem Maße verringert, wie das Herz seine Pumpleistung wieder aufnimmt, bis die Herzlungenmaschine schließlich ganz abgestellt werden kann.

Die Kanülen der Herzlungenmaschine werden entfernt und die Kanülierungsstellen übernäht.

Sie erinnern sich, dass wir zu Beginn der Operation das blutverdünnende Medikament Heparin gegeben haben. Seine Wirkung wird nun mit einem entgegengesetzt wirkenden Medikament (Protamin) wieder aufgehoben. Die natürliche Gerinnung des Blutes ist wieder intakt. Nach anschließender sorgfältiger Blutstillung werden die Wunddrainagen in die Herzhöhle eingelegt. Bei Eröffnung der an das Herz grenzenden Lungenhöhlen erfolgt auch hier eine Drainierung.

Nun wird noch eine Herzultraschalluntersuchung (Schluckechokardiographie, TEE) durchgeführt, um die Klappenöffnung sowie den Klappenschluss der implantierten Herzklappe zu überprüfen und das Vorhandensein von Klappenlecks auszuschließen. Zusätzlich kann die Herzfunktion beurteilt werden.

Wenn alle Kompressen und Instrumente vollständig sind, wird das durchtrennte Brustbein mit 8 Drahtschlingen wieder adaptiert. Bei Patienten, die schwer übergewichtig sind oder eine schwere Lungenerkrankung haben (z. B. Asthma bronchiale), werden zusätzlich noch zwei bis drei Drahtbänder zur Brustbeinstabilisierung verwendet. Das Unterhautgewebe und die Haut werden anschließend in den entsprechenden Nahtschichten verschlossen.

Wie lange dauert eine Herzklappenoperation?

Die Operationsdauer hängt verständlicher Weise ebenso von der Anzahl der zu operierenden Herzklappen wie von der Art der gewählten neuen Herzklappe ab. So benötigt die Implantation einer Kunststoffklappe in der Regel weniger Zeit als die einer gerüstlosen biologischen Herzklappe. Im Schnitt dauert eine Herzklappenoperation zwischen 1 1/2 und 3 Stunden. Sind mehrere Herzklappen gleichzeitig betroffen, kann die Operationsdauer auch einmal 4–5 Stunden übertreffen.

Was bedeutet minimalinvasive Herzklappenchirurgie?

Wie in der allgemeinen Chirurgie bemühen sich auch die Herzchirurgen durch minimalinvasive Operationstechniken, die operative Belastung des Patienten zu verringern. Das bedeutet für die Herzklappenoperationen im Wesentlichen, den Zugangsweg zum Herzen möglichst klein zu halten. Bis auf die Herzklappensprengung werden die im Erwachsenenalter üblichen Herzklappenoperationen unter Zuhilfenahme der Herzlungenmaschine durchgeführt. Bei der minimalinvasiven Aortenklappenoperation wird nur der obere Teil des Brustbeines längs durchtrennt, der untere bleibt somit intakt oder umgekehrt, je nach Länge der aufsteigenden Aorta. Das bedeutet ebenfalls einen wesentlich kürzeren Hautschnitt von etwa 7 cm gegenüber den konventionellen 15–20 cm. Eine andere Möglichkeit ist der seitliche Zugang zum Herzen zwischen den Rippen unterhalb der rechten Brustwarze (siehe Abb. 14). Von hier aus gelangt man gut an die Mitralklappe, ggf. auch an die Trikuspidalklappe.

Da bei all diesen minimalinvasiven Operationstechniken aufgrund des kleinen Schnittes weniger Platz im Operationsfeld ist oder aber Kanülierungsstellen des Herzens zum Teil schwierig oder gar nicht erreicht werden können, gibt es verschiedene Möglichkeiten für den Anschluss des Kreislaufs an die Herzlungenmaschine, z. B. über Leistengefäße oder Halsvenen. Um das Herz unter diesen Bedingungen ruhig stellen zu können, erfolgt hier das Abklemmen der Aorta nicht von außen mit einer Gefäßklemme, sondern von innen durch einen aufblasbaren Ballon. Dieser Ballon befindet sich am Ende eines Katheters, der über die Leistenschlagader in die Aorta bis kurz vor den Abgang der Herzkranzarterien vorgeschoben wird. Hat die Herzlungenmaschine die Funktion von Herz und Lunge übernommen, wird dieser Ballon unter Ultraschallkontrolle (transösophageale Echokardiographie, TEE) aufgeblasen. Über die Spitze des Ballonkatheters gelangt nun die Kardioplegie in die Herzkranzarterien und stellt das Herz still; die Operation am Herzen kann nun durchgeführt werden. Man bezeichnet dieses Vorgehen als „Heartport-Methode".

Spezielle Kanülen erlauben auch den konventionellen Anschluss an die Herzlungenmaschine über die Aorta und den rechten Vorhof. Inzwischen wurden zum Abklemmen der Aorta besondere Aortenklemmen konstruiert, die ein Abklemmen der Aorta auch von außen bei kleinem Hautschnitt und damit räumlicher Enge ermöglichen.

Ein Reihe von chirurgischen Instrumenten wurde entwickelt, um den Zugang zum Herzen und die minimalinvasive Herzklappenoperation selbst zu erleichtern. Kleine Kameras übertragen das Operationsfeld mehrfach vergrößert auf Monitore, so dass nicht nur der Operateur, sondern das ganze Operationsteam die Operation verfolgen kann.

Vielleicht haben Sie in den Medien auch schon von einem *Operationsroboter* gehört: Zur Zeit arbeiten Wissenschaftler, Computer-Fachleute und Herzchirurgen Hand in Hand, um einen Roboter weiterzuentwickeln, der es erlaubt, über kleinste Schnitte Herzoperationen durchzuführen. Der Herzchirurg operiert dabei von einer Computerkonsole aus, die z. B. in einem benachbarten Operationssaal stehen kann. Er bedient mittels der Computerkonsole die Arme des Roboters und die Mikrovideokamera, um sich das Operationsgebiet darzustellen. Die Computerkonsole soll es dem Operateur als Fernziel ermöglichen, eine Herzoperation auch viele Kilometer entfernt vom Patienten durchzuführen.

Wie viele Herzklappen zugleich können bei einem Patienten operiert werden?

Die Aortenklappe wird am häufigsten ersetzt, gefolgt von der Mitralklappe bei deren Operation oft auch die insuffiziente Trikuspidalklappe gerafft (rekonstruiert) werden muss. Am dritthäufigsten ist der Doppelklappenersatz von Aorten- und Mitralklappe. Selten wird neben diesem Doppelklappenersatz auch noch die Trikuspidalklappe ersetzt. Wie schon erwähnt, lässt sich die Trikuspidalklappe meist rekonstruieren. Andere Kombinationen des Ersatzes von Herzklappen sind äußerst selten, genauso wie die Operation an allen vier Herzklappen.

Was geschieht, wenn außer der Herzklappenoperation noch eine Bypass-Operation benötigt wird?

Nicht selten sind auch die Herzkranzgefäße, die das Herz mit Blut versorgen, verengt. Das Herz benötigt dann Umgehungsleitungen (Bypässe), die die Blutversorgung nach der Verengung wieder sicher stellen. Die Bypässe werden aus körpereigenen Gefäßen gewonnen. Auf diese Gefäße kann der Körper ohne Probleme verzichten. So können also im Rahmen der Herzklappenoperation zusätzlich auch noch Bypässe angelegt werden. Das geschieht dann in der Phase des Herzstillstandes der Herzklappenoperation. Wenn Sie Näheres über die Bypass-Operation erfahren möchten, verweisen wir Sie auf unseren Patientenratgeber „Operationen am Herzen: Herzkranzgefäße". Hier wird die Bypass-Chirurgie ausführlich und leicht verständlich dargestellt. Sicherlich werden Sie dabei auch einige Parallelen zu diesem Ratgeber finden.

Welche Komplikationen können im Rahmen einer Herzklappenoperation auftreten?

Jeglicher Eingriff in die menschliche Natur beinhaltet Risiken. Daher ist es verständlich, dass Ihnen kein ärztliches Team den Erfolg einer Operation absolut garantieren kann. Das Risiko der Herzklappenoperation ist heutzutage gering. Die Steigerung der Lebensqualität durch die Operation ist wesentlich höher als die Gefahr, die Operation nicht zu überleben oder das Risiko, dass die Operation nicht die erwarteten Hoffnungen erfüllt. Das gesamte Herzteam trifft Vorsichtsmaßnahmen, um leichte oder manchmal auch folgenschwere Komplikationen zu verhindern.

Bei allen Arten von Operationen können **allgemeine Komplikationen** auftreten. Dazu zählen Wundentzündungen (-infektionen), die sich durch das Eindringen von Keimen in Wunden bilden können. Meistens sind die betroffenen Wunden gerötet und druckempfindlich. Teilweise entleert sich Ausfluss. Solche Veränderungen sind unverzüglich einem Arzt mitzuteilen. Werden entzündete Wundgebiete rechtzeitig behandelt, lässt sich meist ein weiteres Fortschreiten der Infektion verhindern. Dringt die Entzündung bis in den Brustkorb vor, ist eine zweite Operation erforderlich, um den Infektionsherd zu sanieren. Antibiotika unterstützen den Kampf gegen die Infektionserreger.

Gelegentlich schnüren die Drahtschlingen, die die Brustbeinhälften zusammenhalten, den Knochen des Brustbeins durch. Die Brustbeinhälften sind dann gegeneinander verschieblich, instabil. Sie spüren ein Knacken (*Krepitieren*) des Brustbeines beim Husten. Die Ursache dafür muss nicht immer eine Entzündung sein. Manchmal genügt es, wenn durch gewisse Bewegungen das Brustbein überlastet wird. Deswegen zeigen Ihnen die Krankengymnasten, wie man sich im Bett mittels Strickleiter aufrichtet oder brustbeinschonend hustet oder aufsteht. Starker Hustenreiz bei Rauchern fördert ebenso die Instabilität des Brustbeins. Ist nur ein Teil des Brustbeins instabil, so kann mit einer Brustkorbbandage („*Cingulum*") die Heilung des Brustbeines unterstützt werden. Betrifft die Instabilität das gesamte Brustbein, wird eine operative Stabilisierung bevorzugt.

In den tiefen Beinvenen können sich nach Operationen Gerinnsel bilden (tiefe Beinvenenthrombose). Wenn sich solche Gerinnsel lösen und in die Lunge gelangen, liegt eine Lungenembolie vor.

Im Rahmen der Operation kann es zu Verletzungen von Nerven und Gefäßen kommen sowie zum Versagen verschiedener Organsysteme.

Bei Störungen der Blutgerinnung sowie durch Lockerung einer blutstillenden Naht oder sonstige Umständen können die Wundschläuche soviel Blut fördern, dass eine zweite Operation zur Suche der Blutungsquelle nötig ist. Manchmal lässt sich jedoch eine solche nicht eindeutig ausfindig machen, da die Blutung selbst vielleicht schon zum Stillstand gekommen ist oder eine allgemein schlechte Gerinnungsfähigkeit des Blutes ohne eigentliche Blutungsquelle vorliegt.

Gegebenenfalls wird der Einsatz von Fremdblutkonserven mit der Gefahr der Übertragung von ansteckenden Krankheiten (HIV, Leberentzündungen u. a.) erforderlich.

Außerdem können im Rahmen der Operation Hautschäden und Hautreaktionen auftreten.

Im Rahmen der Operation kann sich auch eine Lungenentzündung (*Pneumonie*) ausbilden. Gelegentlich führt dies zu einer längeren Nachbeatmungszeit auf der Intensivstation. Zum Teil sind die Lungen der Patienten schon mit bestimmten Krankheitserregern besiedelt, die unter normalen Bedingungen vom Körper in Schach gehalten werden. Wird der Körper geschwächt, wie z. B. durch eine Operation, dann nutzen diese Krankheitserreger die Chance, um eine Entzündung der Lunge hervorzurufen.

Nun zu speziellen, **für eine Herzoperation typischen Komplikationen:**

Durch den Einsatz der Herzlungenmaschine hat das Blut Kontakt zu nicht körpereigenen Oberflächen. Dadurch ist es mechanischen Einflüssen ausgesetzt, die zum Zerfall der roten Blutkörperchen (*Hämolyse*) und der für die Blutgerinnung wichtigen Blutplättchen führen können. Durch den Zerfall der roten Blutkörperchen wird Blutfarbstoff freigesetzt, was eine vorübergehende Gelbfärbung der Haut und der Schleimhäute zur Folge haben kann. Die Beeinträchtigung der Blutplättchenfunktion verursacht je nach Ausmaß Gerinnungsstörungen. Letztere können auch durch Störungen einer meist vor der Operation schon beeinträchtigten Leberfunktion bedingt sein.

Bei Patienten mit Nierenschäden kann es durch die Herzlungenmaschine zu einer Verschlechterung der Nierenfunktion kommen. In aller Regel erholen sich jedoch die Organsysteme nach einer Operation mit Herzlungenmaschine schnell.

Durch den Einsatz der Herzlungenmaschine können sich Kalkablagerungen oder Blutgerinnsel von der Aortenwand lösen und in andere Schlagadern geschwemmt werden (Embolie). Gelangt ein Kalkteilchen in das Gefäßsystem des Gehirns, kann es zum Schlaganfall kommen.

Gerade bei Herzklappenoperationen können sich beim Entkalken der erkrankten Herzklappe und umliegender Strukturen trotz größter Sorgfalt kleine Kalkteilchen lösen.

Eine weitere große Gefahr diesbezüglich stellt das Abklemmen der Hauptschlagader dar, das dazu dient, das Herz aus dem Kreislauf auszuschalten, damit es durch die Herzschutzlösung stillgestellt werden kann. Beim Öffnen der Aortenklemme können sich ebenfalls Kalkteilchen lösen.

Losgelöste Kalkteilchen, Mikroembolien (Verschluss kleinster Blutgefäße) und entzündliche Reaktionen des Körpers auf die Herzlungenmaschine erklären mögliche Nervenfunktionsstörungen oder Störungen des psychischen Befindens nach der Operation, das *Durchgangssyndrom*, im Sinne von geistiger Verwirrtheit (z. B. werden Angehörige nicht erkannt). Bei 98% der Patienten bildet sich dies aber innerhalb der ersten Tage bis Wochen nach der Operation vollständig zurück.

Liegt eine schwere Herzerkrankung vor oder ist eine lange Operationszeit erforderlich, so kann es zur Schädigung des Herzmuskels kommen. Manchmal ist das Herz dann zu schwach oder schon zu stark vorgeschädigt, um den Kreislauf nach der Operation aufrechtzuerhalten (*Low-cardiac-output-Syndrom*), so dass dann mechanische Unterstützungssysteme benötigt werden. Das einfachste dieser Art stellt eine Ballonpumpe in der Hauptschlagader dar, im Fachjargon als „*intraaortale Ballonpumpe*", abgekürzt *IABP*, bezeichnet. Diese Ballonpumpe besteht aus einem dünnen Plastikschlauch (Katheter), an dessen Ende sich ein aufblasbarer

Ballon befindet. Der Ballonkatheter wird entweder über die Hauptschlagader oder über die Beinschlagader in der großen Körperschlagader platziert. Durch das – in Übereinstimmung mit dem Herzschlag – synchronisierte Aufblasen und Leeren des Ballons wird die Herzdurchblutung gefördert und die Herzarbeit erleichtert. Die IABP ermöglicht es dem Herzen, sich zu regenerieren, so dass sie nach einem bis zu wenigen Tagen wieder entfernt werden kann. Das Herz ist dann ausreichend gekräftigt, um den Kreislauf selbst aufrechtzuerhalten. Vor allem schwer vorgeschädigte Herzen können von der IABP profitieren.

Im Kapitel „Wie verläuft die Herzklappenoperation selbst?" (siehe S. 81) wurde bereits auf Undichtigkeiten (Lecks), die zwischen dem neuen Herzklappenring und den Klappenring des Patienten entstehen können, hingewiesen. Im Fachjargon spricht man von *paravalvulären Lecks*, „para" bedeutet neben und „valvulär" die Klappe betreffend. Kleine Lecks verschließen sich in der Regel im Laufe der Zeit selbst. Liegt ein den Patienten beeinträchtigendes größeres Leck vor, ist eine operative Korrektur erforderlich. Die Zeichen, die ein Klappenleck vermuten lassen, sind der Zerfall von roten Blutkörperchen (Hämolyse) und die Symptome einer Klappenschlussundichtigkeit. Manchmal entstehen solche Lecks im Rahmen einer Herzinnenhautentzündung (Endokarditis) einige Monate nach der Herzoperation. War eine Endokarditis die Ursache für die Herzklappenoperation, so ist nach dem Herzklappenersatz das Risiko einer erneuten Herzklappeninfektion bis zu 10-mal größer.

Äußerst selten können auch Defekte an den implantierten Herzklappen selbst oder Klappenfehlfunktionen zu einer erneuten Operation führen. Ersteres kommt bei den modernen Herzklappen praktisch nicht mehr vor.

Manchmal können die Herzkranzgefäße durch die Herzklappenoperation in Mitleidenschaft gezogen werden, so dass Durchblutungsstörungen des Herzens auftreten. Wird dies nicht erkannt und das oder die beeinträchtigten Herzkranzgefäße nicht mit Bypässen versorgt, kann Herzmuskelgewebe absterben. Dieser Zustand wird als Herzinfarkt bezeichnet.

Auch bei einer mit der Herzklappenoperation kombinierten Bypass-Operation können Herzinfarkte auftreten. Infolge eines zu niedrigen Blutdrucks oder Rhythmusstörungen tritt ein Teil der Herzinfarkte in der Zeit von Narkosebeginn bis zur Aufnahme der extrakorporalen Zirkulation auf, d. h. der Übernahme der Funktion von Herz und Lunge durch die Herzlungenmaschine. In dieser Phase vor dem Anschluss an die Herzlungenmaschine reicht unter den o. g. Bedingungen der Blutfluss durch die verengte Koronararterie nicht mehr aus, so dass der betroffene Herzmuskel unterversorgt ist. Ebenso kann der akute Verschluss von Herzkranzarterien durch Auflagerung eines Blutgerinnsels auf die Gefäßverengung oder von Bypässen zum Herzinfarkt führen. Eine Unterstützung der Herzarbeit mit einer Ballonpumpe kann auch hier erforderlich werden.

Nachblutungen, die zur Ansammlung eines großen Blutergusses im Herzbeutel (*Perikarderguss*) führen, können das Herz komprimieren, so dass es nicht mehr ausreichend mit Blut gefüllt wird. Damit wird die Pumpfunktion des Herzens stark beeinträchtigt und der Kreislauf entsprechend instabil. Man spricht dann von einer *Herzbeuteltamponade*. Eine Notfalloperation mit Eröffnung des Brustkorbes zur Entlastung des Herzens ist in diesen Fällen unumgänglich.

Aufgrund verschiedener Ursachen kann der Nerv, der zum Zwerchfell zieht, Schaden nehmen. Das Zwerchfell steht dann hoch und kann sich nicht mehr zusammenziehen (*Zwerchfellhochstand*). Dadurch kann die Entfaltung der Lunge beeinflusst und das Luftholen unter Belastung beeinträchtigt werden. In aller Regel wird ein einseitiger Zwerchfellhochstand jedoch gut toleriert.

Durch den operativen Eingriff wird der Herzbeutel gereizt. In den ersten Tagen nach der Operation kann er sich deshalb entzünden (*Perikarditis*). Von der einfachen Perikarditis zu unterscheiden ist eine immunologische Herzbeutelentzündung – als eine Art allergische Reaktion –, das sogenannte *Dressler-Syndrom* oder *Postkardiotomie-Syndrom*. Dabei kommt es zu heftigen Herzschmerzen, die der Angina pectoris ähnlich sind, sich jedoch durch ihre Atemabhängigkeit von letzteren differenzieren lassen. Gleichzeitig findet sich auch eine Flüssigkeitssekretion in den Herzbeutel und die Lungenhöhlen. Entzündungshemmende Medikamente wie z. B. Kortison lindern die Schmerzen. Nach wenigen Tagen sind die Beschwerden wieder abgeklungen.

Natürlich können nach einer Herzoperation auch Herzrhythmusstörungen auftreten, deren Ursprung sowohl auf Vorhof- als auch auf Kammerebene liegen kann. Vor allem Rhythmusstörungen, die den Vorhof betreffen, sind keine Seltenheit: Das Herz schlägt mit einem sehr hohen, unregelmäßigen Puls bis zu 180-mal pro Minute (*Vorhofflimmern*). Diese Störungen lassen sich meist durch die Normalisierung des Mineralhaushaltes sowie durch die Gabe von Medikamenten regulieren. Dadurch schlägt das Herz langsamer und nach einiger Zeit, manchmal auch sofort, wieder regelmäßig. War der Herzrhythmus vor der Operation regelmäßig (*Sinusrhythmus*), lässt sich aber nach der Operation trotz der Behandlung mit Medikamenten nicht rhythmisieren, so kann ein kleiner, kontrollierter Stromstoß (*Kardioversion*) zum gewünschten Erfolg führen. Währenddessen bekommt der Patient ein Medikament, so dass er schläft und von dem Stromstoß nichts spürt. Diese Maßnahmen sind wichtig, denn das Herz arbeitet wesentlich effektiver, wenn es regelmäßig schlägt. Bestand bereits vor der Operation ein unregelmäßiger Herzrhythmus, so gelingt es nach der Operation kaum, einen regelmäßigen Herzschlag zu erzielen.

Manchmal kann es auch vorkommen, dass das Herz zu langsam oder gar nicht mehr schlägt (*Asystolie*). Die herzeigenen elektrischen Signale zur Auslösung eines Herzschlages reichen nicht mehr aus. Je nachdem, wie ausgeprägt diese Herzrhythmusstörung ist, wird die Implantation eines dauerhaften Schrittmachers erforderlich. Bei Herzklappenoperationen kommt dies häufiger vor als bei Bypass-Operationen.

Manche Operationskomplikationen werden durch einen zu späten Zeitpunkt der Operation begünstigt, wenn das Herz aufgrund des Herzleidens nämlich schon über Jahre geschädigt ist und dann unter der unumgänglichen Operation weiteren Schaden nimmt.

Die Empfehlung des Arztes zur Operation geschieht in Abwägung der Risikofaktoren zugunsten der Leistungssteigerung und Lebensqualität des Patienten. Wenn eine Herzklappenoperation nicht rechtzeitig durchgeführt wird, ist die Gefährdung nach dem heutigen Stand der Wissenschaft höhergradig.

Wie hoch ist das Risiko, bei einer Herzklappenoperation zu sterben?

Laut Literatur liegt das statistische Risiko, bei einer Aortenklappenoperation zu versterben, bei bis zu 4%. Das Risiko einer Mitralklappenoperation liegt bei ca. 7%. Für einen Doppelklappenersatz beträgt dieses Risiko ca. 12%, für eine Aortenklappenoperation mit Bypass-Chirurgie ca. 6% und für eine Mitralklappenoperation mit Bypass-Chirurgie ca. 13%.

Liegen mehrere Herzklappenfehler vor, die operativ behandelt werden müssen, dann erhöht sich natürlich auch das Operationsrisiko. Dasselbe trifft auch für das Vorhandensein zusätzlicher Begleiterkrankungen wie z. B. Leber-, Nieren- oder Lungenerkrankungen zu.

Bei einigen Patienten ist die Wahrscheinlichkeit des Auftretens von Komplikationen größer als bei anderen. So ist die Sterblichkeit bei älteren Patienten höher als bei jüngeren, schwer übergewichtige Patienten sind länger auf der Intensivstation, und Patienten mit einem Schlaganfall in der Krankengeschichte haben ein höheres Risiko, einen weiteren Schlaganfall bei der Herzoperation zu erleiden. Wie Sie nun schon wissen, erhöhen auch komplexe Herzerkrankungen, zusätzliche Organleiden sowie Begleiterkrankungen das Operationsrisiko. Der Operateur bespricht mit Ihnen das Risiko Ihrer Operation unter Berücksichtigung ihres Herzleidens und Ihrer Begleiterkrankungen.

Einige Kliniken haben Modelle zur Vorhersage von Komplikationen – vor allem die Sterblichkeit im Rahmen von Herzoperationen –, sogenannte *Risiko-Scores*, entwickelt. Durch die Addition von Risikopunkten kann für jeden Patienten sein individuelles Risiko errechnet werden.

Der Erfolg der Herzklappenoperation hängt entscheidend vom richtigen Zeitpunkt ab, denn ist das Herz schon durch den Herzklappenfehler so geschädigt, dass es sich nicht mehr erholen kann, bewirkt auch die neue Herzklappe keine Verbesserung der Herzfunktion mehr; sie dient nur noch der Schadensbegrenzung. Deshalb ist es wichtig, eine kranke Herzklappe rechtzeitig zu ersetzen oder zu reparieren. Nur dann, hat das Herz noch die Möglichkeit, sich wieder zu regenerieren.

Falls Sie einer Herzklappenoperation noch zweifelnd gegenüber stehen, dann hilft Ihnen zur Entscheidungsfindung vielleicht das Wissen um die Tatsache, dass Ihre Lebenserwartung bei einem operationsbedürftigen Herzklappenfehler ohne Operation um viele Jahre kürzer ist. Außerdem ist Ihre Lebensqualität nach der Herzklappenoperation um ein Vielfaches besser als vorher. Das haben uns auch viele unserer Patienten bestätigt. Lassen Sie daher nicht wertvolle Zeit vergehen, und geben Sie Ihrem Herzen die Chance, sich wieder zu erholen!

Herzklappenoperation bei Patienten im höheren Lebensalter?

Früher war man bei älteren Patienten, die eine Herzklappenoperation benötigten, eher zurückhaltend. Diese Zeiten sind dank der Fortschritte der Medizin schon lange vorbei, so dass auch 90-Jährige operiert werden können. Heutzutage kommen viele ältere Patienten zur Herzklappenoperation, die ihrem Erscheinungsbild nach noch wesentlich jünger wirken. Das Risiko der älteren Patienten liegt nur geringfügig höher als das jüngerer Patienten.

In der Literatur wird das Sterblichkeitsrisiko für eine Aortenklappenoperation in der Altersgruppe der 80–90-Jährigen mit rund 6% angegeben, für eine Mitralklappenoperation mit 14%, für einen Doppelklappenersatz mit 18%, für einen Aortenklappenersatz mit Bypass-Chirurgie mit 9% und für einen Mitralklappenersatz mit Bypass-Chirurgie mit 17%.

Herzklappenoperation und Schwangerschaft?

Während der Schwangerschaft passt sich der Körper den neuen Anforderungen an. Für das Herz stellt die Schwangerschaft eine dramatische Herausforderung dar. Es ist durchaus möglich, dass die Patientin vor der Schwangerschaft durch die Herzklappenerkrankung in ihrer Leistungsfähigkeit nicht oder kaum eingeschränkt war. Während der Schwangerschaft jedoch kann die gestörte Funktion der kranken Herzklappe die Anpassung des Herzens an die nun erforderliche Mehrbelastung verhindern.

Das Beste ist, wenn sich während der Schwangerschaft eine Herzoperation mit der Herzlungenmaschine vermeiden lässt.

Wenn auch kein wissenschaftlicher Beweis existiert, so zeigt doch die Erfahrung, dass angeborene Missbildungen häufiger auftreten, wenn Operationen an der Herzlungenmaschine im ersten Trimester (d.h. im ersten Drittel) der Schwangerschaft durchgeführt wurden. Das wird im Wesentlichen auf die Medikamente und möglicherweise auch auf den Einsatz der Herzlungenmaschine zurückgeführt. Im zweiten und dritten Trimester der Schwangerschaft sind Herzoperationen relativ sicherer.

Die Fortschritte in der Medizin führen dazu, dass Frühgeborene bessere Überlebenschancen haben. Für Frühgeborene vor der 26. Schwangerschaftswoche ist das Risiko, zu sterben, mit 90% immer noch sehr hoch, ebenso das Risiko für Schäden des Nervensystems mit 20%; für Frühgeborene, die während der 26.–30. Schwangerschaftswoche zu Welt kommen, liegen die Überlebenschancen schon bei 80%. Dieser Prozentsatz steigt bei einer Geburt nach der 30. Schwangerschaftswoche auf 99%.

Meistens stellt eine natürliche Geburt bei herzklappenkranken Müttern eine große lebensbedrohliche Gefahr dar, und das Herz kann versagen. Das gefährdet das Leben der Mutter und das des Kindes, so dass hier jede Hilfe zu spät kommen kann. Zur Vermeidung eines solchen Schicksals hat es sich bewährt, im dritten Trimester der Schwangerschaft direkt vor der Herzoperation einen Kaiserschnitt durchzuführen. Frauenärzte und Herzchirurgen müssen hier Hand in Hand arbeiten, um für die Patientin das bestmögliche Ergebnis zu erzielen.

Das korrekte Management für herzkranke Frauen sollte vor der Schwangerschaft beginnen. Gemeinsam mit der Patientin sollte besprochen werden, welches Vorgehen in ihrem Fall das Beste ist. Muss vor der Schwangerschaft der Ersatz einer Herzklappe erfolgen, so sollte sich die Patientin für eine biologische Herzklappe, einen Homograft oder eine Ross-Operation, entscheiden. Damit gefährdet sie ihre Schwangerschaft und ihre eigene Gesundheit nicht unnötig durch die Einnahme gerinnungshemmender Medikamente, wie es bei Kunststoffklappen erforderlich wäre. Außerdem besteht bei Schwangeren eine erhöhte Gerinnungsfähigkeit des Blutes, die die Einstellung der Blutgerinnung nicht gerade erleichtert.

Wie sind die Chancen einer wiederholten Operation?

Das Risiko einer zweiten Herzklappenoperation ist naturgemäß etwas höher als das beim Ersteingriff. Es wird durch Verwachsungen beeinflusst, die sich nach der Erstoperation gebildet haben, sowie durch die Schädigung des Herzens infolge der Klappenerkrankung. Andererseits ist das Risiko einer Zweitoperation über die Jahre deutlich gesunken. Manche Chirurgen implantieren daher auch bei jüngeren Patienten z. B. gerüstlose Aortenklappen. Sie sind der Meinung, dass das Risiko der Zweitoperation heutzutage geringer ist als das Risiko der Therapie mit gerinnungshemmenden Medikamenten, die bei mechanischen Herzklappen erforderlich ist. Beim Zweiteingriff wird die vorhandene Herzklappenprothese herausgeschnitten (explantiert) und eine neue Herzklappenprothese implantiert. Wurde vorher eine gerüstlose biologische Herzklappe oder ein Homograft implantiert, dann kann nach Entfernen der zerstörten Klappensegel z. B. auch eine mechanische Klappe eingesetzt werden.

Wann können mich die Angehörigen nach der Operation besuchen?

Am Operationstag wird lediglich den engsten Angehörigen ein kurzer Besuch auf der Intensivstation gestattet. Am ersten Tag nach der Operation erfolgt in der Regel die Verlegung auf die Normalstation. Ihre Angehörigen können Sie dann entsprechend Ihren Wünschen besuchen.

Wie gestaltet sich der weitere Verlauf im Herzzentrum?

Am Tag nach der Operation werden Sie auf die Normalstation verlegt. Für eine herzchirurgische Normalstation ist die Überwachung der Patienten sehr wichtig. Da es in den ersten Tagen nach der Operation zu Rhythmusstörungen kommen kann, wird Ihr EKG ständig auf einem Monitor aufgezeichnet. Dazu dienen die Kabel auf Ihrer Brust. Außerdem wird der Blutdruck regelmäßig kontrolliert. Über eine Sauerstoffbrille erhalten Sie, falls erforderlich, Sauerstoff. Die Versorgung des Blutes mit Sauerstoff wird mittels eines Finger- oder Ohrklipps bestimmt.

Wenn die Schläuche zur Ableitung von Wundflüssigkeit (*Wunddrainagen*) keine Wundflüssigkeit mehr fördern, sind sie spätestens bis zum zweiten Tag nach der Operation gezogen.

In den ersten Tagen nach der Operation muss sich Ihr Flüssigkeitshaushalt erst wieder normalisieren. Durch den Kontakt des Blutes mit den Schläuchen der Herzlungenmaschine werden entzündungsfördernde Substanzen im Blut aktiviert, die zu einer erhöhten Wasserdurchlässigkeit der Gefäßmembranen führen können. Dies verursacht eine erhöhte Wasserablagerung in den Körpergeweben, z. B. in den Händen. Die Hände sind geschwollen. Wasserausschwemmende Medikamente sorgen dafür, dass die überschüssige Flüssigkeit wieder ausgeschieden wird. Zu diesem Zweck muss die tägliche Urinmenge genau notiert werden. Es ist auch wichtig, dem Pflegepersonal mitzuteilen, wieviel Sie über den Tag trinken und, falls eine Beschränkung der Trinkmenge vorgegeben ist, diese gewissenhaft einzuhalten. Tägliches Wiegen ist die beste Kontrolle über die Regulierung des Flüssigkeitshaushaltes.

Leiden Sie an zu hohem Blutzucker und spritzen sich zu Hause das blutzuckersenkende Medikament selbst, wird in den ersten Tagen nach der Operation die Blutzuckertherapie von uns übernommen. Sobald sich der – in aller Regel durch den Stress der Operation beeinträchtigte – Blutzuckerhaushalt wieder normalisiert hat, können Sie die Blutzuckereinstellung nach Rücksprache mit den Ärzten und dem Pflegepersonal wieder selbst übernehmen. Meistens benötigen auch Patienten, die ihren Blutzucker sonst mit Diät und Medikamenten gut eingestellt haben, in den ersten Tagen nach der Operation Insulinspritzen zum Senken des Blutzuckers.

Die stufenweise fortschreitende Bewegungstherapie (*Mobilisation*) nach der Operation spielt eine bedeutende Rolle. Bereits am ersten Tag nach Ihrer Herzoperation stehen Sie unter Anleitung auf, und spätestens am zweiten Tag laufen Sie. Durch die Bewegung atmen Sie tief ein, die Lunge entfaltet sich. Das ist die beste Maßnahme, um Lungenentzündungen, die in nicht entfalteten Lungengebieten entstehen, zu vermeiden. Die Krankengymnasten führen mehrmals am Tag unterschiedliche Atemübungen mit Ihnen durch, die alle dazu dienen, die Sauerstoffversorgung des Blutes und die Entfaltung der Lunge zu fördern.

Viele Patienten fühlen sich am ersten Tag nach der Operation sehr gut. Eher berichten sie erst am zweiten, dritten Tag von einem „Durchhänger". Das braucht Sie nicht zu beunruhigen, denn durch die Operation und die Narkose ist Ihr ganzer Körper stark beansprucht worden. Nach ein bis zwei weiteren Tagen der Erholung sind Sie normalerweise wieder fit.

Um einer Gerinnselbildung in den tiefen Beinvenen (*tiefe Beinvenenthrombose*) vorzubeugen, tragen Sie nach der Operation Kompressionsstrümpfe. Manchmal sind die Beine nach der Operation durch Wasserauslagerungen (*Ödeme*) noch etwas geschwollen. Der Druck durch die Kompressionsstrümpfe wirkt dem entgegen. Unterstützend können Sie, wann immer sich die Gelegenheit bietet, die Beine hochlegen. Auch Laufen fördert durch die Kontraktion der Beinmuskulatur (*Muskelpumpe*) den Abfluss des Blutes über die tiefen Venen.

Zur Vermeidung von Beinödemen und tiefen Beinvenenthrombosen sollten Sie nach Verlassen der Klinik die Kompressionsstrümpfe noch für weitere 6–8 Wochen tragen.

Die Verlegung in das Heimatkrankenhaus oder in die Anschlussheilbehandlung (*Rehabilitation*) erfolgt in aller Regel am sechsten oder siebten Tag nach der Operation. Ob Sie zunächst noch ein paar Tage in Ihrem Heimatkrankenhaus verbringen möchten oder direkt von der Herzklinik zur Rehabilitation gehen, obliegt Ihrer Entscheidung.

Wie lange hält meine neue Herzklappe?

Auf die Lebensdauer der Herzklappen wurde bereits auf S. 55–57, Kapitel: „Welche Vor- und Nachteile haben die verschiedenen Herzklappentypen?" eingegangen. Bei über 70-jährigen Patienten sollte die Lebenserwartung der implantierten biologischen Herzklappenprothese höher als die Lebenserwartung des Patienten sein, so dass es in der Regel nicht zu einer Zweitoperation kommt. Bei mechanischen Herzklappen (Kunststoffklappen) geht man davon aus, dass sie in aller Regel ein ganzes Leben intakt bleiben.

Postoperativer permanenter Schrittmacher?

Bei Herzklappenoperationen kann es auch vorkommen, dass nach der Operation der Herzschlag zu langsam ist oder die elektrischen Signale, die zur Kontraktion des Herzens führen, nicht vom Vorhof auf die Hauptkammern des Herzens übergeleitet werden. Man spricht dann von einem atrioventrikulären Block, abgekürzt AV-Block (siehe S. 10, 11: „Wie entsteht der Herzrhythmus der zu regelmäßigen Herzschlägen führt?"). Je nachdem, wie ausgeprägt diese Blockierung ist, wird die Implantation eines dauerhaften Schrittmachers manchmal erforderlich.

Wie wird ein Schrittmacher implantiert?

Dazu erfolgt normalerweise in örtlicher Betäubung einige Zentimeter unterhalb des rechten Schlüsselbeins (zwischen dem äußeren und mittleren Drittel des Schlüsselbeins) ein Hautschnitt von etwa 4 cm Länge. In Ausnahmefällen, z. B. bei Jägern wegen des Gewehranlegens, wird die Implantation des Schrittmachers linksseitig durchgeführt. Von dem Hautschnitt ausgehend wird zwi-

schen dem Unterhautgewebe und der darunter liegenden Muskel-
schicht die Schrittmachertasche für das Schrittmachergehäuse
(*Aggregat*) gefertigt. Nun wird die Schlüsselbeinvene mit einer
Kanüle angestochen (*punktiert*). Über diese Kanüle wird ein
Draht bis zum Herzen vorgeschoben und die Kanüle anschließend
entfernt. Mittels Röntgen wird die Lage des Drahts kontrolliert.
Über diesen Draht wird nach Dehnung des Gewebes durch einen
Dilatator eine Kunststoffhülse (*Schleuse*) in die Schlüsselbeinvene
eingeführt. Der Draht wird danach entfernt. Diese Kunststoffhülse
hat einen Innendurchmesser, der so groß ist, dass die Schrittmachersonde, deren Ende im Herzen verankert werden soll, problemlos durchgeschoben werden kann. Unter Röntgenkontrolle
platziert der Operateur die Sonde. Liegt die Schrittmachersonde
an einer guten Stelle im rechten Herzen, dann werden ihre Messwerte bestimmt. Sind sie in Ordnung, schließt man nach Entfernung der Schleuse das andere Ende der Sonde an das Schrittmachergehäuse an. Das Schrittmachergehäuse wird sodann in die
Schrittmachertasche versenkt. Die Schrittmachertasche und der
Hautschnitt werden zugenäht.

Wird nur eine Schrittmachersonde gelegt, spricht man von einem *Einkammersystem*. Dabei ist das Ende der Sonde im rechten
Herzen entweder im Vorhof oder in der Hauptkammer. Werden
nach dem o. g. Vorgehen entsprechend zwei Sonden gelegt, bezeichnet man dies als ein *Zweikammersystem*. Dabei liegt eine
Sonde im rechten Vorhof und eine in der rechten Hauptkammer
(Abb. 22).

Muss ich nach der Herzoperation weiterhin Medikamente einnehmen?

Diese Frage wird oft gestellt. Grunderkrankungen wie z. B. der
Bluthochdruck, erhöhte Blutzuckerwerte oder zu hohe Blutfett-
werte werden durch die Operation nicht beeinflusst. Deswegen
sind die Medikamente zur Behandlung von Begleiterkrankungen
auch nach der Herzoperation erforderlich. Ist das Herz durch die

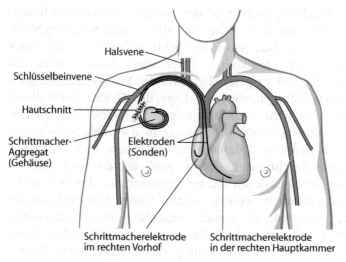

Halsvene

Schlüsselbeinvene

Hautschnitt

Schrittmacher-
Aggregat
(Gehäuse)

Elektroden
(Sonden)

Schrittmacherelektrode
im rechten Vorhof

Schrittmacherelektrode
in der rechten Hauptkammer

Abb. 22. Schrittmacher-Implantation

Herzklappenerkrankung geschädigt, kann auch die Gabe von Medikamenten nötig sein, die die Herzarbeit unterstützen.

Je nachdem, für welche Herzklappe Sie sich entschieden haben, ist die erforderliche Medikamenteneinnahme unterschiedlich: Bei gerüstlosen biologischen Herzklappen oder einem Homograft brauchen Sie das blutverdünnende Medikament Marcumar nicht einzunehmen, bei biologischen Herzklappen mit einem Gerüst nur für eine kurze Zeitdauer von 3 Monaten und bei mechanischen Herzklappenprothesen (Kunststoffklappen) für den Rest Ihres Lebens.

Eine andere Ursache für die Einnahme von Marcumar können Rhythmusstörungen sein, die in etwa 30% der Fälle nach der Operation auftreten. Meistens bestand diese Rhythmusstörung schon vor der Operation. In der Regel lässt sich der Herzrhythmus durch Medikamente behandeln. Besonders häufig sind Rhythmusstörungen im Bereich der Vorhöfe. Die Vorhöfe senden dabei mit einer hohen, unregelmäßigen Frequenz elektrische Signale zu den Hauptkammern. Wird diese hohe Frequenz auf die Hauptkammern übergeleitet, dann kann das Herz 130–180-mal pro Minute schlagen. Unter diesen Bedingungen werden die Herzkammern nur unzureichend mit Blut gefüllt, und die Herzauswurfleistung (Pumpleistung) sinkt. Deswegen wird der schnelle, unregelmäßige Herzschlag mit Medikamenten gebremst. Diese Rhythmusstörung bezeichnet man als *Vorhofflimmern*. Werden die Vorhofaktionen regelmäßig, jeden 2. oder 3. Herzschlag auf die Hauptkammern übergeleitet, spricht man von *Vorhofflattern*. Medikamente können einen unregelmäßigen Herzschlag in einen regelmäßigen (*Sinusrhythmus*) überführen (*konvertieren*). Manchmal hilft ein kleiner elektrischer Stromstoß, das Herz wieder zu rhythmisieren. Sie spüren davon nichts, da Sie ein Medikament zum Schlafen bekommen. Besteht diese Rhythmusstörung bereits vor der Operation, hilft meist auch keine Therapie zur Konversion in einen regelmäßigen Herzschlag. Unter diesen Umständen ist die Einnahme von Marcumar zu empfehlen. Ziel der Marcumargabe ist die Blutverdünnung, wodurch die Bildung von Thromben im Herzen vermieden wird. Diese Thromben können, wenn sie das Herz verlassen, als Emboli durch Gefäßverlegungen Organschäden verursachen.

Manchmal können Rhythmusstörungen der Hauptkammern ebenfalls eine medikamentöse Therapie erforderlich machen. Gerade bei Aortenklappenoperationen ist in der Literatur beschrieben, dass noch längere Zeit nach dem Eingriff schwerwiegende Kammerrhythmusstörungen mit tödlichem Ausgang auftreten können, insbesondere wenn die Entscheidung zur Herzklappenoperation sehr spät getroffen wurde und das Herz entsprechend vorgeschädigt ist.

▪ **Ein Leben mit Marcumar.** Unser Blutgerinnungssystem hat die wichtige Aufgabe, bei kleinen Verletzungen die Blutung schnell zu stillen, um größere Blutverluste zu vermeiden. Normalerweise wird die Blutgerinnung nur bei Verletzungen aktiviert. Bei manchen Erkrankungen können sich jedoch auch ohne eine vorhergegangene Verletzung in den Blutgefäßen oder im Herzen Blutgerinnsel (*Thromben*) bilden. Diese Gerinnsel sind gefährlich. Werden sie als Emboli mit dem Blutstrom weggeschwemmt, können sie zu einem bedrohlichen Gefäßverschluss führen.

Die Einnahme von gerinnungshemmenden Medikamenten (Antikoagulantien) ist daher bei künstlichen Herzklappen, angebore-

nen oder erworbenen Gerinnungsstörungen, wiederholter Blutgerinnselbildung in den tiefen Beinvenen (Beinvenenthrombose)
oder Verschleppung von Blutgerinnseln in die Lungenschlagadern
(Lungenembolien) sowie bei schweren Herzrhythmusstörungen,
z. B. Vorhofflimmern, indiziert.

Das Marcumar verzögert die Blutgerinnung, hebt sie in aller
Regel jedoch nie ganz auf. Die Dosierung von Marcumar bestimmt darüber, wie stark oder schwach die Hemmung der Blutgerinnung ist. Daher ist verständlich, dass regelmäßige Blutkon-
trollen zur Überwachung des Blutgerinnungswertes unabdingbar
sind. Wichtig ist auch die regelmäßige Einnahme der Tabletten,
um große Schwankungen der Blutgerinnungshemmung zu verhindern. Es empfiehlt sich, das Marcumar abends vor dem Zubett-
gehen einzunehmen. Falls Sie die Einnahme an einem Abend vergessen haben, so erhöhen Sie auf keinen Fall am nächsten Abend
die Dosis auf das Doppelte, denn das könnte zu schwerwiegenden
Blutungskomplikationen führen. Fragen Sie Ihren Arzt, er wird
Ihnen sagen, wie Sie sich verhalten sollen.

■ **Wie verhalte ich mich bei Verletzungen?** Wenn Sie Marcumar
einnehmen, bluten kleine und alltägliche Verletzungen meistens
etwas länger als normal. Das ist jedoch kein Grund zur Beunruhi-
gung. Da die Blutgerinnung bei guter Einstellung nicht völlig aufgehoben ist, dauert es nur etwas länger, bis sich ein Blutgerinnsel
zur Abdichtung der Blutungsquelle bildet. So kann auch Zahn-
fleischbluten nach kräftigem Zähneputzen etwas länger und stärker anhalten; wenn man sich stößt, bekommt man eher blaue Fle-
cken, und bei Frauen kann die Regelblutung verstärkt sein. Unter
der Marcumar-Therapie ist das normal, und es besteht kein An-
lass zur Sorge.

Bei folgenden Beschwerden müssen Sie jedoch unverzüglich Ihren Arzt aufsuchen und, falls dieser nicht erreichbar ist, das
nächste Krankenhaus:
- stärkere Blutungen,
- intensive Blutungen aus Nase und Mund,
- rötliche bis schwärzliche Verfärbung des Urins,
- pechschwarze Verfärbung des Stuhlgangs (Teerstuhl),
- Bluterbrechen oder Bluthusten,

- Sehstörungen, Sprachstörungen,
- Gefühlsstörungen oder Lähmungserscheinungen der Arme oder Beine.

Die Ursache dieser Blutungen ist meist eine Überdosierung von Marcumar und damit die Hemmung der Blutgerinnung über das Maß hinaus.

▓ **Wie wirkt Marcumar?** Die hemmende Wirkung von Marcumar auf die Blutverdünnung geschieht durch die Verdrängung des Vitamins K in der Leber. Man bezeichnet das Marcumar daher auch als Vitamin-K-Antagonist.

▓ **Ist die Wirkung von Marcumar beeinflussbar?** Essen Sie vermehrt Vitamin-K-reiche Lebensmittel, so wird dadurch die Wirkung von Marcumar abgeschwächt. Das Vitamin K ist ein natürlicher Gegenspieler von Marcumar. Vitamin-K-reiche Lebensmittel sollten deshalb nur in kleinen Mengen verzehrt werden. Der Vitamin-K-Gehalt von Lebensmitteln wird als hoch bezeichnet, wenn er über 0,1 mg/100 g Lebensmittel liegt, der mittlere Bereich liegt bei 0,01–0,1 mg/100 g Lebensmittel, und von einem niedrigen Vitamin-K-Gehalt spricht man bei Werten unter 0,01/100 g Lebensmittel.

Einen hohen Vitamin-K-Gehalt besitzen Gemüse wie z. B. Sauerkraut, Spinat, Blumenkohl, Rosenkohl, Rotkohl, Weißkohl, Broccoli und Kopfsalat, sowie alle Innereien, vor allem die Leber vom Kalb, Rind und Huhn, Schweinefleisch, fettes Rindfleisch, Hammel und Lamm. Einen mittleren Vitamin-K-Gehalt findet man bei Kartoffeln, Weizen- und Vollkornprodukten, Bohnen, Erbsen und Erdbeeren. Niedrig ist der Vitamin-K-Gehalt bei Tomaten, Honig, Haferkorn, Vollei und bei der Kuhmilch.

Vor diesem Hintergrund wird verständlich, dass Vegetarier wahrscheinlich mehr Marcumar einnehmen müssen.

Zusätzlich können zahlreiche Erkrankungen und verschiedene Medikamente die Wirkung von Marcumar abschwächen oder verstärken. Informieren Sie sich vorher bei Ihrem Arzt, ob ein neues Medikament in Wechselwirkung mit dem Marcumar tritt.

▓ **Wie verhält es sich mit Alkohol und Nikotin?** Alkohol in mäßigen Mengen beeinträchtigt die Hemmung der Blutgerinnung kaum. Darüber hinaus bewirken größere Alkoholmengen eine verstärkende Wirkung von Marcumar. Zusätzlich begeben Sie sich alkoholisiert in eine größere Verletzungsgefahr, die schwere Blutungen zur Folge haben könnte.

Das Rauchen erhöht die Blutgerinnung. Auch aus diesem Grunde sollten Sie auf Nikotin verzichten.

■ **Was sollte ich über die Gerinnungswerte wissen?** Die gerinnungshemmende Wirkung von Marcumar kann als Quick- oder INR-Wert bestimmt werden. Der *Quick-Wert* wird in Prozent angegeben. Bei einer normalen Gerinnungsfunktion beträgt er 100%, wobei Werte von 70–130% noch im Bereich der Toleranzspanne liegen, die als normale Gerinnung zählt. Da in den Labors zur Bestimmung des Quick-Werts unterschiedliche Reagenzien benutzt werden, sind die Quick-Werte verschiedener Labors nicht vergleichbar. Die Weltgesundheitsorganisation (WHO) hat deshalb nach einem Wert gesucht, der es erlaubt international Gerinnungswerte vergleichen zu können. So entstand der *„International Normalized Ratio"*, abgekürzt *INR*. Die gemessene Gerinnungszeit wird dabei in Verhältnis zur Gerinnungszeit eines Gesunden gesetzt (Gerinnungsrate). Beträgt die normale Gerinnungszeit 12 Sekunden und die des Patienten 24 Sekunden, so errechnet sich der INR-Wert, indem man den Wert des Patienten durch die normale Gerinnungszeit dividiert ($24:12=2$). Der INR-Wert ist in unserem Beispiel 2, das bedeutet, dass die Zeitspanne bis zur Bildung eines Blutgerinnsels verdoppelt ist. Ein INR-Wert von 1 entspricht demnach einer normalen Gerinnung.

Den für Sie richtigen INR-Wert teilt Ihnen Ihr Arzt mit.

■ **Gibt es Möglichkeiten, die mich unabhängiger von den Gerinnungskontrollen des Blutes beim Arzt machen?** In der letzten Zeit nutzen immer mehr Patienten die Gerinnungsselbstkontrolle, um unabhängig von Laboruntersuchungen und Arztterminen leben zu können. Das erhöht die Lebensqualität und gibt Sicherheit. Die Gerinnungsselbstkontrolle kann mit der Blutzuckerselbstbestimmung bei Blutzuckerkranken verglichen werden: Sie schieben einen Teststreifen in das handliche Gerinnungsmessgerät ein. Mit einem einzigen Bluttropfen aus der Fingerkuppe, der auf den Teststreifen aufgetragen wird, zeigt Ihnen das Gerät nach etwa einer Minute das Ergebnis an. Die Gerinnungsselbstkontrolle erlaubt Ihnen, Ihren Gerinnungswert flexibel an jeweilige Situationen anzupassen. Das ist auch der Grund, warum die Werte von Patienten, die selbst Ihre Gerinnung überprüfen, häufiger, nämlich zu 80–90% in dem angestrebten Messwertbereich liegen; ansonsten wird dieser Bereich deutlich weniger, etwa zu 50–60%, erreicht. Je genauer der Gerinnungswert im angestrebten therapeutischen Bereich liegt, um so geringer ist die Gefahr von Komplikationen der Marcumar-Therapie: Bei unzureichender Hemmung der Gerinnung kommt es zur Gerinnselbildung mit den entsprechenden Folgen einer möglichen Embolie (Verschleppung der Gerinnsel in Körperblutgefäße), bei überschießender Gerinnungshemmung zu schwerwiegenden Blutungskomplikationen.

Der Gerinnungswert bei Patienten mit mechanischen Herzklappen der zweiten Generation sollte beim Aortenklappenersatz zwischen 2,5 und 3,0 INR liegen und beim Mitral- und Doppelklappenersatz zwischen 3,0 und 3,5 INR.

Bei zusätzlichen Risikofaktoren für eine Thromboembolie – zur Erinnerung: Sich bildende Blutgerinnsel gelangen vom Ort ihrer Entstehung mit dem Blutstrom in andere Schlagadern – muss der INR-Wert individuell angepasst werden.

Bei gerüsttragenden biologischen Herzklappenprothesen und einem regelmäßigen Herzschlag (Sinusrhythmus) ist eine Einnahme von Marcumar nur in den ersten drei Monaten nach der Herzoperation erforderlich. Die amerikanische Gesellschaft „American Heart Association" empfiehlt darüber hinaus auch bei einem biologischen Mitralklappenersatz nach der initialen Marcumar-Therapie trotz Vorliegen eines regelmäßigen Herzschlags eine lebenslange Einnahme von niedrig dosierter Acetylsalicylsäure, z.B. Aspirin. Leiden Sie unter Vorhofflimmern und besitzen Sie eine biologische Herzklappe, dann sollte Ihr INR-Wert bei einem Aortenklappenersatz zwischen 2,5 und 3,5 und bei einem Mitralklappenersatz zwischen 3,0 und 4,5 liegen.

Treten trotz ausreichender Gerinnungshemmung noch Thromboembolien auf, dann wird ein INR-Wert zwischen 3,0 und 4,5 in Kombination mit einer täglichen Einnahme von 100 mg Acetylsalicylsäure empfohlen.

Zur Zeit werden umfassende Studien durchgeführt mit dem Ziel zu testen, ob in Zukunft auch ein niedrigerer therapeutischer Bereich der INR-Werte angestrebt werden kann, ohne dass dabei vermehrt Komplikationen auftreten.

Bevor Sie mit der Gerinnungsselbstbestimmung zu Hause beginnen, werden Ihnen in einer Schulung die wesentlichen Zusammenhänge zwischen Blutgerinnung, Störungen in Folge von Erkrankungen und Ihrer Therapie mit dem Marcumar vermittelt. Dabei zeigt man Ihnen auch, wie Sie das Messen des INR-Werts korrekt handhaben. Anschließend bekommen Sie ein Schulungszertifikat, das zur Zeit die Voraussetzung für die Übernahme der Kosten durch die gesetzlichen Krankenkassen ist. Neben diesem Zertifikat benötigen Sie zusätzlich noch eine ärztliche Bescheinigung über die Notwendigkeit der langfristigen Gerinnungshemmung.

■ **Wie oft muss der Gerinnungswert bestimmt werden?** Am Anfang sind zunächst mehrere Kontrollen in kurzen Abständen nötig, bis der INR-Wert den Zielbereich erreicht hat. Ist der INR-Wert gut eingestellt, dann reicht bei Patienten, die den Gerinnungswert nicht selbst bestimmen, in der Regel die Blutuntersuchung beim Hausarzt in ein- bis zweiwöchentlichen Abständen.

Kontrollieren Sie Ihren Gerinnungswert selbst, dann geschieht dies in der ersten Zeit auch noch in Zusammenarbeit mit Ihrem Arzt. Dabei werden Sie sicher im Umgang mit der INR-Selbstbestimmung und der Marcumar-Dosierung. Hält sich Ihr INR-Wert im Zielbereich, dann reichen meistens eine bis zwei Messungen pro Woche. Sie sollten dennoch mit Ihrem Arzt in zeitlichen Abständen von drei bis sechs Monaten noch eine Laborkontrolle vereinbaren, die Ihnen eine zusätzliche Sicherheit gibt, dass die Messwerte, die Sie zu Hause ermitteln, auch korrekt sind.

Der Vorteil der Selbstbestimmung ist, dass Sie immer eine sofortige INR-Kontrolle durchführen können, falls es zu Abweichungen Ihrer sonstigen Lebensgewohnheiten kommt. Auf diese Veränderungen können Sie dann, wenn nötig, entsprechend mit einer Änderung der Marcumar-Dosierung reagieren.

Am besten ist es, wenn Sie mit Ihrem Arzt Ihren individuellen Rhythmus der jeweiligen Laborkontrollen festlegen.

■ **Reisen und Marcumar?** Wenn Sie eine Reise planen, dann sollten Sie diese mit Ihrer Hausärztin oder Ihrem Hausarzt besprechen. Wichtig ist, dass Sie eine ausreichende Menge Marcumar
mitnehmen. Natürlich müssen Sie auch sicherstellen, dass Sie
genügend Material für die Gerinnungsselbstkontrolle dabei haben.
Bestimmen Sie Ihren Gerinnungswert nicht selbst, so sollte gewährleistet sein, dass Sie gute ärztliche Kontrollmöglichkeiten im
jeweiligen Reiseland vorfinden. Generell ist es immer besser, Rei-
seländer mit gemäßigtem Klima und guter Versorgung für den
Notfall zu bevorzugen. Sie sollten auch daran denken, dass ein
anderes Klima und die fremde Küche ferner Länder ebenfalls zu
Schwankungen der Gerinnung führen können.

Dann aber dürfte Ihrer Reise nichts mehr im Wege stehen.

■ **Operationen und Marcumar?** Falls bei Ihnen unter Marcumar-
Therapie eine Operation erfolgen muss, so besprechen Sie das
Vorgehen mit Ihrem Arzt. Manche kleinere Eingriffe können auch
ohne eine Unterbrechung der Marcumar-Therapie durchgeführt
werden. Handelt es sich um einen größeren Eingriff, dann werden
Sie je nach Art der Operation schon einige Tage vor der Operation in das Krankenhaus aufgenommen, um Sie von Marcumar auf
ein anderes gerinnungshemmendes Medikament, das Heparin,
umzustellen.

Durch die Gabe von Vitamin K (Konakion) kann die Wirkung
von Marcumar abgeschwächt werden. Bis das Vitamin-K als Ge-
genmittel wirkt, vergehen allerdings einige Stunden. Bei Patienten
mit einer künstlichen Herzklappe sollte auf die Gabe von Vitamin
K verzichtet werden, da hier die Gefahr einer erhöhten Blutgerinnselbildung an der Kunstklappe besteht.

Ist eine Blutung durch die Marcumar-Therapie so schwer, dass
eine schnelle Normalisierung der Gerinnung erforderlich ist, oder
muss eine Notfalloperation durchgeführt werden, können Gerinnungsfaktoren langsam über die Vene gespritzt werden.

Wenn Sie Marcumar einnehmen, dann dürfen Ihnen auch keine
Spritzen in die Muskulatur gegeben werden, da es hier zu aus-
gedehnten Blutergüssen im Muskel kommen kann.

■ **Schwangerschaft und Marcumar?** Wenn es möglich ist, sollte
eine Schwangerschaft unter Marcumar vermieden werden, da es

durch Marcumar zu Fehlbildungen des Kindes, Blutungen und Totgeburten kommen kann. Auch in der Stillzeit ist es besser, wenn die Mutter kein Marcumar einnimmt, obwohl das Marcumar praktisch nicht in die Muttermilch gelangt.

Lesen Sie die Packungsbeilage des Ihnen verordneten gerinnungshemmenden Medikaments aufmerksam durch. Es ist darin noch einmal aufgelistet, was Sie beachten sollten und wie Sie sich z. B. bei einer Schwangerschaft und der Stillzeit verhalten sollen. Falls Sie unter einer Marcumar-Therapie schwanger werden sollten, suchen Sie bitte unverzüglich Ihren Arzt auf. Er wird mit Ihnen das weitere Vorgehen ausführlich besprechen.

▪ **Sport und Marcumar?** Geeignete Sportarten sind Ausdauersportarten wie z. B. Fahrradfahren, Wandern, Joggen, Schwimmen, Skilanglauf oder Tanzen. Abzuraten ist vor Sportarten mit Schnellkraft und einem Kampfcharakter wie z. B. Boxen. Hier ist das Risiko einer Verletzung zu hoch. Beim Fußball streiten sich die Gemüter, denn auch hier kann ein Ball, der einen Marcumar einnehmenden Fußballspieler am Kopf trifft, zu schweren Blutungen im Bereich des Schädelinnern führen. Oder bei Gelenkverletzungen zu Einblutungen in das betreffende Gelenk. Sie sollten selbst abwägen, ob Ihnen dieses Risiko nicht zu hoch ist.

Vergessen Sie nicht: Wenn Sie noch offene Fragen haben, können Sie sich immer an Ihren behandelnden Arzt wenden. Er wird Ihnen sicher gerne mit Rat und Tat zur Seite stehen.

Damit der Arzt und Sie selbst eine gute Kontrolle über die Einstellung des Gerinnungswerts haben, wird Ihnen ein Marcumar-Ausweis ausgestellt, den Sie immer bei sich haben sollten. Dasselbe trifft auf das Marcumar-Notfallkärtchen zu, das Sie am besten bei Ihren Papieren aufbewahren, so dass z. B. bei einem Unfall der behandelnde Arzt gleich Bescheid weiß.

▪ **Warum eine Endokarditisprophylaxe?** Besonders lebenswichtig für Patienten mit Herzklappen ist die *Endokarditisprophylaxe*. Durch ärztliche oder zahnärztliche Eingriffe können Bakterien in die Blutbahn gelangen. Die Bakterien besiedeln bevorzugt bereits erkrankte oder implantierte Herzklappen. Im Rahmen dessen kann sich auch die Herzinnenhaut (das Endokard) entzünden.

Man spricht dann von einer Endokarditis (siehe S. 17–20: „Welche Ursachen gibt es für die Herzklappenerkrankung? Bakterielle Endokarditis"). Um solchen Entzündungen vorzubeugen, bekommen Menschen mit einem erhöhten Risiko für eine Herzinnenhautentzündung bei kleineren Eingriffen oder Operationen davor und danach ein Antibiotikum.

Die Paul-Ehrlich-Gesellschaft empfiehlt:[1]

Patienten mit Herz- oder Herzklappenfehlern oder einer hypertrophen obstruktiven Kardiomyopathie, das ist eine Herzmuskelerkrankung, gehören in die „normale" Endokarditisrisikogruppe. Ein besonders hohes Endokarditisrisiko besteht nach Herzklappenoperationen oder bei Patienten, die schon einmal an einer bakteriellen Endokarditis erkrankt waren.

Zu den Eingriffen, die eines Antibiotikaschutzes bedürfen, zählen z. B. solche im Mund-Rachen-Bereich, auch zahnärztliche Eingriffe (mit Blutungsgefahr, z. B. Zahnsteinentfernung oder -wurzelbehandlung), Lungenspiegelungen mit starrem Instrument, Entfernung der Mandeln oder der Rachenmandeln, Verödung von Blutgefäßen in der Speiseröhre, Eingriffe an der Speiseröhre oder Luftröhre, Operationen. Eine Prophylaxe ist z. B. bei folgenden Eingriffen nur bei hohem Endokarditisrisiko erforderlich: Spiegelungen des Magen-Darm-Traktes sowie der Harn- und Geschlechtsorgane, Lungenspiegelung mit beweglichem Instrument oder Schluckecho. Eingriffe an entzündeten Herden (z. B. der Haut) oder langandauernde Herzkatheteruntersuchungen bedürfen ebenfalls einer Endokarditisprophylaxe.

Die Dosierung und die Wahl des Antibiotikums richten sich nach der Höhe des Risikos, eine Endokarditis zu bekommen.

■ **Prophylaxeschema bei Erwachsenen mit Endokarditisrisiko:**

Einmalige Antibiotikagabe bei Eingriffen im Mund-Rachen-Raum, an den Atmungswegen, im Magen-Darm-Trakt sowie an den Harn- und Geschlechtsorganen:

---

[1] Paul-Ehrlich-Gesellschaft, Lindwurmstr. 4, 80337 München, in: Münch. med. Wschr. 141, 1999, Nr. 14

- Amoxicillin 2 g (<70 kg) bis 3g (>70 kg) p.o.[2] eine Stunde vor Eingriff,
- bei Penizillinunverträglichkeit:
  - Clindamycin 600 mg p.o.[2] eine Stunde vor Eingriff (nur bei Eingriffen im Mund-Rachen-Raum) oder
  - Vancomycin 1g i.v.[3] als Infusion über eine Stunde, spätester Beginn eine Stunde vor Eingriff oder
  - Teicoplanin 800 mg i.v., eine Stunde vor Eingriff.

Einmalige Antibiotikagabe bei Eingriffen an infizierten Herden und langandauerende Herzkatheter:
- Clindamycin 600 mg p.o.[2] eine Stunde vor Eingriff oder
- Vancomycin 1 g i.v. als Infusion über eine Stunde, spätester Beginn eine Stunde vor Eingriff oder
- Teicoplanin 800 mg i.v. eine Stunde vor Eingriff.

■ **Prophylaxeschema bei Erwachsenen mit besonders hohem Endokarditisrisiko:**

Ein- bis zweimalige Antibiotikagabe bei Eingriffen im Mund-Rachen-Raum, an den Atmungswegen, im Magen-Darm-Trakt sowie an den Harn- und Geschlechtsorganen:
- Amoxicillin 2 g (<70 kg) bis 3 g (>70 kg) p.o. eine Stunde vor Eingriff, gefolgt von 1 g Amoxicillin p.o. 6 Stunden nach Eingriff
- bei Penicillinunverträglichkeit:
  - Clindamycin 600 mg p.o. eine Stunde vor Eingriff, gefolgt von 300 mg Clindamycin 6 Stunden nach Eingriff (nur bei Eingriffen im Mund-Rachen-Raum) oder
  - Vancomycin 1 g i.v. als Infusion über eine Stunde, mindestens eine Stunde vor Eingriff oder
  - Teicoplanin 800 mg i.v. eine Stunde vor Eingriff.

---

[2] p.o. bedeutet per os, das Medikament wird als Tablette oder Kapsel geschluckt

[3] i.v. bedeutet intravenös, das Medikament gelangt über eine dünne Kanüle z.B. in einer Armvene direkt ins Blut

Ein- bis zweimalige Antibiotikagabe bei Eingriffen an infizierten
Herden und langandauerende Herzkatheter:
- Clindamycin 600 mg p.o. eine Stunde vor Eingriff, gefolgt
  von 300 mg Clindamycin 6 Stunden nach Eingriff oder
- Vancomycin 1 g i.v. als Infusion über eine Stunde, mindes-
  tens eine Stunde vor Eingriff oder
- Teicoplanin 800 mg i.v. eine Stunde vor Eingriff.

Bei Patienten, die schon längere Zeit im Krankenhaus liegen, ist
die Gabe von 2 g Amoxicillin i.v. eine Stunde vor Eingriff, gefolgt
von 1 g Amoxicillin 6 Stunden nach Eingriff, jeweils mit 1,5 mg/
kg Körpergewicht Gentamicin i.v. zu kombinieren. Liegt eine
Penizillinunverträglichkeit vor, oder sind die Erreger der Endokarditis Staphylokokken (bestimmte Bakterien), dann sollte Vancomycin 1 g i.v. eine Stunde vor und 12 Stunden nach dem Eingriff mit jeweils 1,5 mg/kg Körpergewicht Gentamicin i.v. kom-
biniert werden. Bei Gabe von Teicoplanin 800 mg i.v. eine Stunde
vor dem Eingriff erfolgt die einmalige Kombination mit 1,5 mg/kg
Körpergewicht Gentamicin i.v.
    Bei Patienten mit beeinträchtigter Nierenfunktion wird die Do-
sierung der Antibiotika an die Nierenfunktion angepasst.

Warum eine Anschlussheilbehandlung?

Eine Anschlussheilbehandlung oder Rehabilitation hilft Ihnen, sich
schnellstmöglich nach der Herzoperation wieder wohlzufühlen und
sich rasch wieder in Ihrem vertrauten Umfeld einzufinden.
    Ob Sie die Rehabilitation direkt an den Aufenthalt in der Herz-
klinik anschließend oder vorher noch einige Tage in Ihrem Heimatkrankenhaus verbringen wollen, obliegt Ihrer Entscheidung.
Eine Anschlussheilbehandlung steht Ihnen gesetzlich zu. Zunächst
wird von den Kostenträgern der Rehabilitation ein Zeitraum von
drei Wochen festgelegt, der dem Krankheitsbild entsprechend angepasst werden muss. Die Rehabilitationsklinik können Sie selbst
bestimmen. Jedoch ist vorher sicherzustellen, dass der Rehabili-
tationsaufenthalt in der Klinik Ihrer Wahl von Ihrem Versiche-

rungsträger übernommen wird. Bei Berufstätigen ist das die Rentenversicherung, bei Rentnern die Krankenversicherung.

Ihre Verlegung wird von Krankentransportunternehmen durchgeführt. Die gesamte Verlegung wird von der Herzklinik organisiert.

Das Team der weiterbehandelnden Klinik ist auf Ihre Ankunft vorbereitet und wird Sie fachkundig in den Wochen nach der Herzoperation betreuen.

In der Rehabilitation optimiert Ihr Ärzteteam Ihre individuelle Leistungsfähigkeit. Sie lernen auch, was Sie sich an körperlicher Belastung zumuten dürfen. Auch Ihre Begleiterkrankungen werden berücksichtigt. Wurde bei Ihnen neben der Herzklappenoperation auch eine Bypass-Operation durchgeführt, so lernen Sie, wie Sie Ihre persönlichen Risikofaktoren für die koronare Herzerkrankung reduzieren oder besser noch vermeiden können. Das hilft Ihnen nicht nur, das Fortschreiten der koronaren Herzerkrankung einzuschränken, sondern auch die Lebensdauer Ihrer Bypass zu verlängern.

Die eigentlich wichtigste Aufgabe der Rehabilitation ist es, Sie wieder auf Ihr normales Leben vorzubereiten, so dass Ihnen der Schritt zurück in den Alltag problemlos gelingt.

Wie oft ist nach der Herzklappenoperation eine Nachuntersuchung erforderlich?

Wenn Sie nach der Rehabilitation wieder zu Hause sind, sollten Sie einen Termin mit Ihrem Hausarzt vereinbaren. Eine ausführliche Untersuchung beim Kardiologen sollte im ersten Vierteljahr nach der Operation durchgeführt werden. Wenn der Kardiologe mit dem Ergebnis der Operation zufrieden und die Herzfunktion gut ist, reichen pro Jahr zwei Kontrolluntersuchungen aus.

Es ist immer wieder erstaunlich, wenn man bei Vorträgen die Zuhörer/innen fragt, wer regelmäßig zu einem Gesundheits-Check zu seinem Hausarzt geht: Meistens ist dies weniger als die Hälfte der Zuhörerschaft; erkundigt man sich jedoch nach der regelmäßigen Inspektion des Autos, meldet sich die Mehrzahl der Anwesenden. Ist uns das Auto mehr wert als unsere eigene Gesundheit?

Macht man sich diesen Tatbestand bewusst, so wird es einem sicher nicht schwer fallen, die regelmäßigen Untersuchungen beim Arzt einzuhalten.

Wichtig ist auch, dass Sie beim Auftreten von neuen Beschwerden Ihren Arzt informieren.

Auch nach der Operation sollten Sie aufmerksam auf Ihr Herz achten. Treten nach der Herzklappenoperation die im Folgenden aufgelisteten Beschwerden auf, dann müssen Sie unverzüglich zum Hausarzt oder, wenn dieser nicht erreichbar ist, in das nächste Krankenhaus. Alarmzeichen liegen vor, wenn:

– ein Herzklappengeräusch auftritt, das leiser ist als Sie es sonst gewohnt sind,
– Sie körperlich weniger belastbar sind,
– Ihre Körpertemperatur erhöht ist,
– sich die Gerinnungswerte nicht im vereinbarten Zielbereich einstellen lassen,
– Sie an vermehrter Luftnot leiden,
– Ihr Herzschlag zu schnell ist oder ungewohnt unregelmäßig,
– sich Ihre Haut gelblich färbt (Gelbsucht),
– Ihr Teint blasser ist als sonst für Sie üblich,
– die Urinausscheidung deutlich nachlässt,
– Schwindel auftritt,
– es zu Störungen kommt, die das Sehvermögen, das Sprechen oder das Bewusstsein beeinflussen,
– Bewegungs- oder Gefühlsstörungen der Gliedmaßen auftreten,
– plötzlich auftretende Schmerzen sowie Blässe der Gliedmaßen auftreten,
– punktförmige Verfärbungen der Haut auftreten,
– ungewohnt starke Schmerzen im Brustkorb auftreten, die nicht auf den Wundschmerz zurückzuführen sind,
– ungewohnt starke Bauchschmerzen auftreten.

Sie werden schnell lernen, auf die Zeichen Ihres Körpers zu hören, die meisten der o. g. Alarmzeichen treten eher selten auf. Die beste Kontrolle und Bestätigung, dass Ihre implantierte Kunststoffherzklappe noch funktioniert, ist das Klicken der Klappe bei jedem Herzschlag. So lange Sie dieses Geräusch hören, ist Ihre Herzklappe intakt.

Sind Sie sich beim Auftreten von Veränderungen Ihres Wohlbefindens nicht sicher, so scheuen Sie sich nie, Ihren Arzt um Rat zu fragen.

Ist die implantierte Herzklappe bei einer Computertomographie oder einer Kernspintomographie gefährdet?

Bei der *Computertomographie (CT)* wird die betreffende Körperregion scheibchenweise geröntgt. Die Röntgenstrahlung der Computertomographie ist für die implantierten Herzklappen ungefährlich.

Die *Kernspintomographie (MRT)* verwendet als bildgebendes Verfahren Magnetfelder. Diese Magnetfelder können bestimmte Metalle erwärmen. Wenn Sie ein künstliches Gelenk oder andere Metallteile im Körper haben, weisen Sie Ihren Arzt vor einer solchen Untersuchung immer daraufhin. Träger von Herzschrittmachern dürfen nicht zur Kernspintomographie.

In der Regel werden heutzutage nur noch MRT-taugliche Herzklappen implantiert. Wenn Sie unsicher sind, können Sie sich vor der Untersuchung in der Herzklinik noch einmal informieren, ob es irgendwelche Einwände gegen die anstehende Untersuchung gibt. Vorsichtig sollten Sie jedoch bei älteren Herzklappentypen sein, vor allem wenn sie vor 1969 operiert worden sind. Diese älteren Modelle sind nicht MRT-tauglich!

Was muss ich im Leben nach einer Herzklappenoperation beachten?

Das Ziel der Herzklappenoperation ist es, Ihre Lebensdauer zu verlängern und Ihre Leistungsfähigkeit zu verbessern oder wiederherzustellen. Dadurch verbessert sich natürlich auch Ihre Lebensqualität. Bis Sie sich wieder so wie vor Ihrer Herzklappenoperation belasten können, vergeht natürlich etwas Zeit. Nehmen

Sie sich in dieser Phase nicht zu viel auf einmal vor! Denn der Abschluss der Heilungsprozesse und die Erholung des Herzens, aber auch des Körpers von der meist jahrelang bestehenden Herzerkrankung benötigt etwas Zeit und Geduld. Manchmal kann die ursprüngliche Leistungsfähigkeit nicht mehr erreicht werden. Das ist vor allem dann der Fall, wenn das Herz vor der Herzklappenoperation durch die Klappenerkrankung unwiderruflich geschädigt war. Hier war der Zeitpunkt der Operation viel zu spät.

■ In der Anschlussheilbehandlung lernen Sie, sich stufenweise unter der Kontrolle der Herz-Kreislauf-Funktionen wieder zu belasten. Ihr **Bewegungstherapieprogramm** wird genau auf Sie zugeschnitten. Zu Hause stellt Ihr Hausarzt mit Ihnen ein Belastungsprogramm zusammen, so dass Sie wissen, welchen Belastungen Sie sich schon aussetzen können und welche Sie noch vermeiden sollten. Besonders geeignet für Herzpatienten sind Ausdauersportarten, wie z. B. Gehen, Joggen, Radfahren, Schwimmen oder Skiwandern. Dabei sollten Sie sich nur so weit beanspruchen, dass Sie sich ohne Probleme unterhalten können. Überfordern Sie sich nicht, um Ihrer Gesundheit nicht mehr zu schaden als zu nutzen. Am besten lässt sich das richtige Maß der Anstrengung durch den Pulsschlag pro Minute (*Herzfrequenz*) kontrollieren. Die Herzfrequenz lässt sich durch das Zählen der Pulsschläge am Handgelenk oder mit modernen, unkomplizierten Herzfrequenzmessgeräten feststellen. Der Vorteil der Herzfrequenzmessgeräte liegt darin, dass sie während des Sports getragen werden können und eine ständige Überwachung Ihrer Herzfrequenz erlauben.
Da sportliche Aktivität in der Gruppe mehr Spaß macht, sind die **ambulanten Herzgruppen** sehr zu empfehlen. Dort können Sie auch Erfahrungen austauschen. In der Rehabilitationsklinik oder von Ihrem Hausarzt erhalten Sie die Adressen der Herzgruppen in der Nähe Ihres Wohnsitzes.
■ In den ersten drei bis vier Monaten nach der Operation verheilt das Brustbein. In dieser Zeit sollten Sie das **Brustbein nicht überbelasten**, es durch Tragen von schweren Einkaufstaschen oder durch Krafttraining Scherkräften aussetzen, die dazu führen können, dass die Brustbeinhälften nicht stabil miteinander verwachsen. Dann wird eine weitere Operation zur Stabilisierung des

Brustbeines erforderlich, die sich jedoch durch entsprechendes Verhalten vermeiden lässt.

■ Wie alle **Operationsnarben** kann Ihre Narbe für eine gewisse Zeit nach der Operation noch überempfindlich oder gefühlsgemindert sein. Diese Beschwerden geben sich mit der Zeit.

Kommt es zum Austritt von Flüssigkeit, zur Ausbildung von Schwellungen oder Rötungen im Bereich der Narbe, dann sollten Sie unverzüglich einen Arzt aufsuchen.

Sehr selten können auch die Drähte, die die beiden Brustbeinhälften fixieren, Schmerzen verursachen. Diese Drähte werden zu gegebener Zeit meist in örtlicher Betäubung entfernt und bereiten Ihnen dann keine Beschwerden mehr.

■ **Duschen** können Sie, sobald Ihre Operationswunden verheilt sind, in der Regel ist dies bereits sieben Tage nach der Operation möglich. Jedoch sollte längere Feuchtigkeit im Bereich der noch frischen Narbe vermieden werden.

■ In den ersten Wochen nach der Operation fördert das Tragen von **Kompressionsstrümpfen** den Blutabfluss aus den Beinen. Dadurch wirken die Kompressionsstrümpfe der Bildung von Blutgerinnseln in den tiefen Beinvenen entgegen. Die Kompressionsstrümpfe verhindern außerdem das Anschwellen der Beine durch Wasserablagerungen (*Ödeme*).

■ Wie verhält es sich mit **Alkohol**? Die Wirkung mancher Medikamente wird durch den gleichzeitigen Genuss von Alkohol verstärkt. Dies gilt insbesondere für Schlaf-, Schmerz-, Beruhigungs- und gerinnungshemmende Medikamente, wie z. B. das Marcumar. Alkohol in Maßen jedoch, beispielsweise am Abend ein Glas Rotwein, schadet sicher nicht, sondern wirkt sich sogar günstig auf das Herz-Kreislauf-System aus. Allerdings führt übermäßiger Alkoholgenuss zum Gegenteil.

■ Generell stehen **Reisen** nichts entgegen. Besprechen Sie mit Ihrem Hausarzt die geplante Reise. Natürlich ist es risikoärmer, als Reiseziel Länder mit einer guten und schnellen medizinischen Versorgung zu wählen und nicht solche, in denen ärztliche Hilfe nicht überall und in ausreichendem Maß verfügbar ist. Heutzutage bieten Reiseveranstalter Gruppenreisen in Begleitung eines Arztes an, der bei Bedarf sofort medizinische Hilfe leisten kann. Wichtig ist, dass Sie für die Dauer der Reise die nötige Medikamentenmenge mitnehmen. Ein

Schriftstück mit Ihren Diagnosen in der Landessprache Ihres Urlaubsziels oder in Englisch erleichtert gegebenenfalls die Verständigung und ermöglicht im Notfall eine schnellere Hilfe.

▪ Für die Wiedereingliederung in den **Beruf** spielen zwei Gesichtspunkte eine Rolle:

1. Möchten Sie nach der Operation wieder Ihrem Beruf nachgehen oder sind Sie in einem Alter, das die Beantragung einer Frührente in Erwägung ziehen lässt?
2. Entspricht Ihre Leistungsfähigkeit nach der Operation den erforderlichen beruflichen Belastungen?

Ist letzteres der Fall, so steht der beruflichen Eingliederung von ärztlicher Seite nichts entgegen. Viele Patienten fühlen sich nach der Herzoperation wieder gesund und leistungsfähig und können ein Leben wie vor dem Auftreten der koronaren Herzerkrankung führen.

▪ Gönnen Sie sich nach der Operation, unabhängig davon, welcher Beschäftigung Sie gerade nachgehen, regelmäßig **Pausen und Erholung.** Überfordern Sie sich nicht!

▪ Nach der Herzklappenoperation ist die Leistungsfähigkeit des Herzens in aller Regel wiederhergestellt, so dass Sie sich **sexuelle Aktivitäten** wieder zutrauen können. Sind Sie in der Lage, ohne Beschwerden innerhalb von 10–15 Sekunden 14 Treppenstufen zu steigen, wobei sich der Pulsschlag auf 110–130 pro Minute erhöht, so brauchen Sie sich bezüglich Ihrer sexuellen Aktivität nicht mehr einzuschränken. Diese Belastung entspricht in etwa der beim Geschlechtsakt mit dem vertrauten Lebenspartner. Oft besteht unbewusst die Angst, durch den Geschlechtsverkehr Herzschmerzen auszulösen oder dem Liebestod zu erliegen. Der Geschlechtsverkehr mit vertrauten Lebenspartnern ist jedoch viel risikoärmer als von vielen Patienten angenommen wird. Die Gefahr eines Herzinfarktes oder eines plötzlichen Herztodes wird kaum vom eigentlichen Geschlechtsakt beeinflusst. Vielmehr sind die seelischen Belastungen im Umfeld dafür ursächlich. So antwortete eine Ärztin aus den USA auf die Frage, wann man nach einer Herzoperation wieder Geschlechtsverkehr haben dürfe: „Mit der Lebenspartnerin nach 6 Wochen, mit der Freundin nach 6 Monaten!"

Manche Medikamente, wie z. B. Beta-Blocker oder einige Blutdrucksenker, wirken sich nachteilig auf die Potenz aus. Allerdings sind manchmal auch altersbedingte Veränderungen für eine Potenzabnahme verantwortlich. Scheuen Sie sich nicht, Ihren Arzt auch bei Potenzproblemen um Hilfe zu fragen, ggf. lassen sich durch den Wechsel eines Ihrer Medikamente die Beschwerden beseitigen. Die Einnahme potenzsteigernder Medikamente (z. B. Viagra) sollten Sie wegen eventueller Nebenwirkungen vor allem auf das Herz und das periphere Gefäßsystem (zu niedriger Blutdruck) mit Ihrem Arzt besprechen.

■ Es empfiehlt sich, mit dem **Autofahren** etwa zwei Monate nach der Operation zu pausieren. Um sich selbst und andere nicht zu gefährden, sollten Sie, bevor Sie sich wieder hinter das Steuer eines Autos setzen, mindestens zwei Stockwerke ohne größere Belastung und Anstrengung hinaufgehen können. Außerdem dürfen keine schweren Herzrhythmusstörungen vorliegen, die durch den unregelmäßigen Herzschlag den Kreislauf so beeinträchtigen, dass daraus größere Blutdruckschwankungen resultieren. Zusätzlich kann Ihre Reaktionsfähigkeit durch die Folgen der Operation sowie durch die Einnahme bestimmter Medikamente noch herabgesetzt sein. Zu Beginn sollten Sie lange und anstrengende Fahrten vermeiden.

■ Es ist empfehlenswert, mit dem ersten **Saunabesuch** nach der Operation mindestens bis zu sechs Wochen zu warten. Wenn Sie sich auf dem Fahrradergometer mit 50 Watt und mehr belasten können, steht dem Saunieren von Seiten des Herz-Kreislauf-Systems nichts entgegen. In jedem Fall sind dabei jedoch große Temperaturschwankungen – ohne ein langsames Abkühlen – mit Sprüngen in das Tauchbecken zu vermeiden.

Bei nicht ausreichend behandelter Herzschwäche, unzureichend therapierten Rhythmusstörungen, nicht gut eingestelltem Bluthochdruck sowie Infekten sollten Sie von einem Saunabesuch unbedingt Abstand nehmen. Verzichten Sie auch auf einen Saunabesuch, wenn Sie sich nicht wohl fühlen.

Es ist generell ratsam, nach der Operation mit Ihrem Hausarzt zu besprechen, ob und wann Sie wieder in die Sauna gehen können.

Sind die Ergebnisse verschiedener Herzkliniken für den Patienten einsehbar?

In einigen Bundesstaaten der Vereinigten Staaten sind die Herzzentren durch den Gesetzgeber verpflichtet, jährlich ihre Ergebnisse zu veröffentlichen. Diese Zahlen sind für jedermann einsehbar; und zum Teil wird damit sogar um Patienten geworben.

In Deutschland ist das Werben um Patienten nicht erlaubt. Jedoch sollte der Patient die Möglichkeit besitzen, sich über das Operationsspektrum und die Ergebnisse der verschiedenen Kliniken zu informieren. Auch die Krankenkassen streben eine zunehmende Einsicht in die medizinischen Daten der Krankenhäuser für den Patienten an.

In unserer Klinik, dem Herzzentrum Lahr/Baden, wird diesbezüglich ein Jahresbericht erstellt und veröffentlicht. Dieser ist im Internet unter www.heart-lahr.com einsehbar bzw. auf Anfrage in der Klinik erhältlich. Anliegen des Jahresberichtes ist es, interessierte Patienten, die Angehörigen, die einweisenden Kollegen wie auch die Versicherungsträger über die erzielten Leistungen zu informieren. Hier werden die Klinikphilosophie, die Qualitätssicherung, die medizinischen Zielsetzungen und natürlich auch die Auswertung der chirurgischen Ergebnisse offengelegt.

Um eine größtmögliche Offenheit der chirurgischen Ergebnisse gegenüber Patienten, den einweisenden Kollegen und den Krankenkassen zu gewährleisten, wird seit Beginn unserer Kliniktätigkeit der Operationsbericht zusammen mit einem kurzen Bericht über den Verlauf am Operationstag an den einweisenden Kollegen versandt.

Unsere Informationspolitik stellt eine freiwillige Leistung dar, die derzeit in dieser Form nach unserer Kenntnis in der Bundesrepublik einmalig ist. Natürlich ist es aufgrund der Unterschiedlichkeit von Patientengruppen ausgesprochen schwierig, vielleicht sogar unmöglich, die Daten über Ergebnisse, Sterblichkeit und Komplikationen herzchirurgischer Leistungen von Klinik zu Klinik zu vergleichen.

Wir hoffen, dass unserem Beispiel der Transparenzerhöhung bezüglich der herzchirurgischen Ergebnisse weitere Herzzentren folgen werden.

Glossar

Aggregat Schrittmachergehäuse

AIDS (Acquired Immuno-Deficiency Syndrome) durch das HIV-Virus erworbene Abwehrschwäche des Körpers gegenüber Krankheiten

akut plötzlich auftretend

Anamnese Krankengeschichte

Aneurysma Aussackung der Herzwand oder einer Schlagader

Angina pectoris Brustenge. Verursacht wird sie durch die Verengung der Herzkranzgefäße, die das Herz mit Blut versorgen. Das Herz erhält somit nicht ausreichend Blut, und es entstehen Schmerzen, die meistens in der Brust lokalisiert und mit einem Gefühl der Brustenge verbunden sind. Diese Schmerzen können in beide Arme ausstrahlen, sich aber auch als Rücken- oder Kieferschmerzen sowie durch Übelkeit äußern

Anschlussheilbehandlung (AHB) Die AHB ermöglicht es den Patienten, sich nach der Herzoperation rasch wieder wohlzufühlen und erleichtert den Weg zurück in den Alltag

Antibiotikum (Mehrzahl Antibiotika) Medikament, das eine hemmende oder abtötende Wirkung auf die Bakterien ausübt

Antikoagulantien blutverdünnende Medikamente zur *Antikoagulierung*

Antikoagulation Hemmung der Blutgerinnung mit Hilfe von Medikamenten, so dass sich z. B. keine Blutgerinnsel bilden können

Antikoagulierung Blutverdünnung, d. h. Verlängerung der Zeit, bis das Blut gerinnt

Aorta Hauptschlagader, die das Blut aus dem Herzen in den Körper leitet

Aortenaneurysma Erweiterung der Hauptschlagader

Aortenklappe Auslassventil zwischen der linken Hauptkammer und der Hauptschlagader, das ein Zurückfließen von Blut in die linke Hauptkammer verhindert

Aortenklappenersatz Ersatz der kranken Aortenklappe durch eine mechanische oder biologische Herzklappenprothese

Aorten(klappen)insuffizienz Schlussundichtigkeit der Aortenklappe

Aorten(klappen)stenose Verengung der Aortenklappe

Apoplex Schlaganfall

Arrhythmie unregelmäßiges Schlagen des Herzens mit einem entsprechend unregelmäßigen Pulsschlag

Arterie Schlagader. Schlagadern führen immer Blut aus dem Herzen in den Körper

Arteriosklerose Verkalkung der Schlagadern

Ascites krankhafte Ansammlung von Flüssigkeit im Bauchraum

asymptomatisch ohne Beschwerden

Asystolie keine herzeigene elektrische Aktivität, d. h. das Herz steht still

Atelektasen kollabierte, d. h. nicht belüftete Lungenabschnitte

atrioventrikulärer Block (abgekürzt AV-Block) Überleitungsstörung der elektrischen Erregung des Herzens von den Vorhöfen auf die Hauptkammern

Atrioventrikular-Knoten (AV-Knoten) elektrische Schaltstation zwischen Vorhöfen und Hauptkammern

Atrium Vorhof, Sammelstelle für Blut, das aus dem Körper zurück zum Herzen kommt

Auskultation Abhören der Herzklappengeräusche

Auskultieren abhören z. B. von Herzgeräuschen mit dem Stethoskop („Hörrohr" des Arztes) an bestimmten Punkten des Brustkorbes

Auswurffraktion Die Auswurffraktion ist die Blutmenge, die die linke Herzkammer während der Systole auswirft. Normalerweise sind dies 55–80% des Blutes der linken Herzkammer. Die Auswurffraktion dient zur Beurteilung der Leistungsfähigkeit des Herzens. Sie wird auch nach dem englischen Begriff „ejection fraction" abgekürzt als EF bezeichnet

autologe Herzklappe körpereigene Herzklappe, wie man sie z. B. bei der *Ross-Operation* verwendet

Bakterielle Endokarditis Herzinnenhautentzündung durch Bakterien

Ballonpumpe (auch **intraaortale Ballonpumpe, abgekürzt IABP)** mechanisches Unterstützungssystem, das die Herzdurchblutung fördert und die Herzarbeit erleichtert

Beinvenenthrombose Blutgerinnselbildung in den tiefen Beinvenen

Beinvenenthrombose, tiefe Gerinnsel, die sich in den tiefen Beinvenen bilden und besonders leicht nach Operationen entstehen

bikuspid aus zwei Segeln bestehend

biologische Herzklappenprothese Prothese aus tierischem oder menschlichem Gewebe. Dabei gibt es drei Varianten: 1. Verwendung der ganzen Herzklappe, 2. Verwendung der Klappensegel, die dann auf ein Gerüst aufgezogen werden, 3. Verwendung von Herzbeutelgewebe, aus dem neue Klappensegel konstruiert werden

Bioprothese *biologische Herzklappe(nprothese)*

Björk-Shiley-Prothese mechanische Herzklappe, Einzel-Kippscheibenprothese

Bravo-stentless-valve-Prothese gerüstlose tierische Herzklappenprothese

Bypass-Chirurgie Überbrückung der Blutversorgung von verengten Herzkranzschlagadern durch „Umgehungsleitungen" (Bypasses)

Bypasses Umgehungsleitungen für verengte Herzkranzschlagadern. Als Bypasses können z. B. Venen aus dem Bein, die Speichenschlagader aus dem Unterarm oder eine Schlagader, die unterhalb des Brustbeins verläuft, die so genannte Brustwandschlagader, verwendet werden

C-E-supraanular-Prothese gerüsttragende biologische Herzklappenprothese vom Schwein

CarboMedics-Prothese mechanische Herzklappe, Doppel-Kippscheibenprothese

Carbon industriell verdichteter Kohlenstoff, hart wie Diamant

Carpentier-Edwards-Prothese Bioprothese aus Perikard (Herzbeutel vom Tier) mit Gerüst

Carpentier-Edwards – Standard-Prothese gerüsttragende biologische Herzklappenprothese vom Schwein

chronisch lang bestehend

Cingulum Brustkorbbandage

Composite siehe *Conduit*

Computertomographie (CT) scheibchenweises Röntgen der betreffenden Körperregion

Conduit (synonym: Composite) mechanische Herzklappe, an deren Nahtring sich ein Stück einer Rohrprothese befindet, so dass bei erkranktem Aortenrohr gleichzeitig die kranke Aortenwand ersetzt wird

Chordae tendineae Sehnenfäden, die von den Segelklappen entspringen und in kegelförmigen Muskelvorsprüngen der Herzinnenwand, den sogenannten Papillarmuskeln, enden

Defibrillation nicht mit dem Herzrhythmus synchronisierter elektrischer Stromstoß zur Unterbrechung von schnellen Kammerrhythmusstörungen

Diabetes mellitus Blutzuckerkrankheit

dialysepflichtig sind Patienten, deren Nieren versagt haben und deren Blut aufgrunddessen durch „Blutwäsche" (Dialyse) von bestimmten Substanzen gereinigt und gleichzeitig dem Körper Wasser entzogen wird

Diastole Erschlaffungsphase des Herzens

Dilatation Überdehnung

Dilatator Kunststoffhülse zur Dehnung des Gewebes

Doppel-Kippscheibenprothesen mechanische Kunstprothese, deren Ventilfunktion durch zwei Flügel erzielt wird, die in der Mitte des Klappenrings symmetrisch aufgehängt sind

Doppelklappenersatz Ersatz zweier Herzklappen (meistens der Aorten- und der Mitralklappe) durch Herzklappenprothesen

Doppler-Untersuchung spezielle Ultraschalluntersuchung für Gefäße

Dressler-Syndrom (Postkardiotomiesyndrom) immunologische Reizung des Herzbeutels in der frühen Phase nach der Operation

Druckgradient Druckunterschied, z. B. zwischen der linken Hauptkammer und der großen Körperschlagader (Aorta)

Durchgangssyndrom Störungen des psychischen Befindens nach der Herzoperation (z. B. im Sinne von Desorientiertheit und Verwirrtheit). Bei 98% der Patienten nach kurzer Zeit rückläufig

Dyspnoe Luftnot

Echokardiographie Ultraschalluntersuchung des Herzens

Edwards-Prima-Prothese gerüstlose tierische Herzklappenprothese

Edwards-Tekna-Prothese mechanische Herzklappe, Doppel-Kippscheibenprothese

Einkammersystem Schrittmachersystem mit nur einer Schrittmachersonde, deren Ende im rechten Herzen entweder im Vorhof oder in der Hauptkammer liegt

Einzel-Kippscheibenprothesen mechanische Kunstprothese, deren Ventilfunktion durch einen Klappenflügel (kreisrunde Scheibe) erzielt wird, der asymmetrisch, je nach Klappenmodell durch unterschiedliche Konstruktionen, im Klappenring verankert wird

„ejection fraction" siehe *Auswurffraktion*

EKG (Elektrokardiogramm) Das EKG misst die elektrische Aktivität des Herzens. Das *Ruhe-EKG* wird im Liegen und das *Belastungs-EKG* während körperlicher Aktivität registriert. Das *Langzeit-EKG* wird als 24-Stunden-EKG aufgezeichnet

Embolie Verstopfung von Schlagadern durch kleine Teilchen, z. B. Kalkteilchen oder Blutgerinnsel, die sich von ihrem Ort der Entstehung lösen und mit dem Blutstrom weggeschwemmt werden können. Diese losgelösten Teilchen bezeichnet man auch als Emboli

Endokard Herzinnenhaut

Endokarditis Herzinnenhautentzündung

Endokarditisprophylaxe vorbeugende Gabe von Antibiotika im Rahmen ärztlicher oder zahnärztlicher Eingriffe um mit dem Ziel, zu verhindern, dass Bakterien, die in die Blutbahn gelangen, z. B. erkrankte oder implantierte Herzklappen befallen oder eine Herzinnenhautentzündung (Endokarditis) auszulösen

explantieren entfernen, herausschneiden

Extubation Entfernung des Beatmungsschlauches, der Patient atmet nun selbst

Facies mitralis typische Wangenröte bei Patienten mit fortgeschrittener Mitralklappenstenose

Fahrradergometer Spezialfahrrad zur Austestung der Belastbarkeit von Patienten unter Kontrolle des EKG und der Kreislaufparameter, z. B. beim Belastungs-EKG

Foramen ovale ein von Geburt an bestehendes Ventil in der Vorhofscheidewand, das sich meistens im Laufe der Zeit von selbst verschließt

Freestyle-Prothese gerüstlose Herzklappenprothese vom Schwein

Gerinnungsfaktoren Substanzen, die die Gerinnungsfähigkeit des Blutes erhöhen

Gerinnungsselbstkontrolle erlaubt dem Patienten die Gerinnungsfähigkeit des Blutes unter Marcumar-Therapie selbst zu bestimmen und danach entsprechend das Marcumar zu dosieren

Gerinnungswert siehe *International Normalized Ratio* oder *Quick-Wert*

gerüstlose („stentless") Herzklappenprothese besitzt kein Gerüst, der Nahtring zum Einnähen der Herzklappenprothese besteht aus synthetischem Gewebe

gerüsttragende („gestentete") Herzklappenprothese biologische Herzklappe, deren tierisches Gewebe oder Herzklappensegel auf ein Gerüst aus Kunststoff (im Fachjargon als *Stent* bezeichnet) aufgenäht werden

Hämoglobin Blutfarbstoff

Hämolyse Zerfall der roten Blutkörperchen

Hämoptyse Husten blutigen Schleims

Hancock-II-Prothese gerüsttragende biologische Herzklappenprothese vom Schwein

Hancock-MO-Prothese gerüsttragende biologische Herzklappenprothese vom Schwein

Hancock-Standard-Prothese gerüsttragende biologische Herzklappenprothese vom Schwein

Heartport *minimalinvasives* Verfahren zum Anschluss der Herzlungenmaschine über Leisten- bzw. Halsgefäße und innere Abklemmung der Aorta zwecks Ruhigstellung des Herzens durch Kardioplegieinfusion

Heparin blutverdünnendes Medikament

Hepatomegalie Vergrößerung der Leber

Hepatitis infektiöse Leberentzündung

Herzbeuteltamponade Ansammlung einer großen Flüssigkeitsmenge, z. B. Blut, im Herzbeutel mit entsprechend ausgeprägter Kreislaufdepression

Herzfrequenz Pulsschlag pro Minute

Herzinfarkt (Myokardinfarkt) Untergang von Herzmuskelgewebe infolge einer Blutminderversorgung

Herzhypertrophie Zunahme der Herzmuskelmasse

Herzkatheterbefund röntgenologische Kontrastmitteldarstellung der Herzkranzarterien in Form eines Filmes, eines Videos oder einer CD

Herzklappenersatz Ersatz einer erkrankten Herzklappe durch eine mechanische oder biologische Herzklappenprothese

Herzklappeninsuffizienz die betroffene Herzklappe schließt nicht vollständig. Man unterscheidet hier je nach Schweregrad der Schlussunfähigkeit zwischen leichten, mittelgradigen und hochgradigen Insuffizienzen. Verengung und Schlussundichtigkeit betreffen eine Herzklappe gleichzeitig

Herzklappenprothese Herzklappe aus künstlichem oder biologischem Material

Herzklappenstenose Verengung einer Herzklappe, d.h. die Öffnungsfähigkeit ist eingeschränkt. Je nach Schweregrad der Verengung teilt man in leichte, mittelgradige und hochgradige Stenosen ein

Herzlungenmaschine übernimmt während der Herzoperation die Funktion von Herz und Lunge

Herzzeitvolumen (abgekürzt HZV) Blutmenge, die das Herz pro Minute durch den Körper pumpt. Bei einem gesunden ruhenden Menschen beträgt sie 4,5–5 Liter pro Minute

HIV „human immunodeficiency virus", überträgt AIDS

Hohlvenen große Venen, die das Blut zum Herzen leiten. Eine Hohlvene tritt von oben ('Vena cava superior') und eine von unten ('Vena cava inferior') in den rechten Vorhof ein

Homograft Herzklappe eines verstorbenen Menschen (Organspenders)

Hypertrophie des Herzens Zunahme der Herzmuskelmasse

hypertrophische obstruktive Kardiomyopathie Verengung der Ausflussbahn des linken Herzens durch eine Verdickung des Herzmuskelgewebes

infektiös entzündlich

Infusion langsames, z.B. tropfenweises Einfließenlassen von Flüssigkeit in eine Vene durch einen dünnen Plastikkatheter

Implantation Einpflanzung

Cylinder-in-cylinder Technik Einpflanzungstechnik (Implantationstechnik) für gerüstlose Bioprothesen

Infektion Entzündung

insuffizient schlussundicht

International Normalized Ratio (abgekürzt INR) im Blut bestimmter Wert, der eine Aussage über das Ausmaß der gerinnungshemmenden Wirkung von blutverdünnenden Medikamenten erlaubt

Ionescu-Shiley-Prothese Bioprothese aus Perikard (Herzbeutel vom Tier) mit Gerüst

Kugelkäfigklappe mechanische Herzklappe, die eine Kugel als Ventil hat. Ein kleiner Metallkäfig verhindert, dass diese Kugel in den Kreislauf gelangt

Kapillaren kleinste, mit bloßem Auge nicht mehr erkennbare Endausläufer der *Arterien*, auf deren Ebene der Sauerstoff- und Nährstoffaustausch in die Organe und Gewebe stattfindet

Kardiomyopathie Erkrankung des Herzmuskelgewebes

Kardioplegie künstliche Ruhigstellung des Herzens durch Injektion kaliumhaltiger Schutzlösung

Kardiotechniker sind für die Herzlungenmaschine verantwortlich und „fahren", d.h. bedienen diese während der Operation

Kardioversion Rhythmisierung des Herzens durch einen zum Pulsschlag synchronisierten Stromschlag

Karditis Herzentzündung

Karzinoid-Syndrom entsteht im Rahmen eines Karzinoids. Das Karzinoid ist ein Tumor, dessen Zellen unkontrolliert bestimmte Botenstoffe bilden und in den Körper freisetzen. Dabei können auch krankhafte Veränderungen an den Herzklappen auftreten

Katheter dünnes Kunststoffschläuchlein für Kontrastmitteldarstellung

Kernspintomographie (MRT) schichtweise Darstellung der betreffenden Körperregion, verwendet als bildgebendes Verfahren Magnetfelder

Klappenhalteapparat die Gesamtheit der sehnigen Verbindung der Klappensegel (Chordae tendineae) zu den kegelförmigen Muskelvorsprüngen (Papillarmuskeln) des Herzens

Klappenleck siehe *Leck*

Klappenrekonstruktion siehe *Rekonstruktion*

Knöchelödeme geschwollene Knöchel durch Wassereinlagerung

Koaptationsflächen Segelflächen, die sich beim Schluss der Herzklappen aneinanderlegen

koaptieren Aneinanderlegen von Herzklappensegeln beim Klappenschluss

kombiniertes Aorten(klappen)vitium gleichzeitiges Vorliegen sowohl einer Verengung als auch einer Schlussundichtigkeit der Aortenklappe

kombiniertes Mitral(klappen)vitium gleichzeitiges Vorliegen sowohl einer Verengung als auch einer Schlussundichtigkeit der Mitralklappe

kombiniertes Pulmonal(klappen)vitium gleichzeitiges Vorliegen sowohl einer Verengung als auch einer Schlussundichtigkeit der Pulmonalklappe

kombiniertes Trikuspidal(klappen)vitium gleichzeitiges Vorliegen sowohl einer Verengung als auch einer Schlussundichtigkeit der Trikuspidalklappe

Kommissurotomie stumpfe oder scharfe (mittels Skalpell) Spaltung der Verschmelzung von Klappensegeln

Kontraktion Zusammenziehen des Herzens

Koronarangiographie Darstellung der Herzkranzarterien mit Kontrastmittel

Koronararterien Herzkranzarterien, die den Herzmuskel mit Blut versorgen

Koronare Herzerkrankung Durchblutungsstörung des Herzens durch Verengung der Herzkranzschlagadern

Krepitieren Knacken des Brustbeins, z. B. beim Husten

Kunstprothese mechanische Kunstherzklappe aus Metall- oder Carbonlegierung

Leck Undichtigkeit zwischen dem Nahtring der Herzklappenprothese und dem Klappenring des Patienten

Lillehei-Kaster-Prothese mechanische Herzklappe, Einzel-Kippscheibenprothese

Linksherzinsuffizienz nicht mehr ausreichende Pumpfunktion des linken Herzens, Linksherzversagen

Linksherzkatheter („großer" Herzkatheter) röntgenologische Kontrastmitteldarstellung der linken Herzhöhlen sowie der Herzkranz-

arterien, außerdem (Blut-)Druckmessung in den linken Herzhöhlen und in der Aorta

lokal örtlich

Low-cardiac-output-Syndrom Zustand, in dem das Herz zu schwach
ist, um den Kreislauf ohne Hilfe von Medikamenten oder Unter-
stützungssystemen aufrecht zuerhalten

Lungenembolie Verstopfung einer Lungenarterie durch Blutgerinnsel, die meist aus den Beinvenen im Rahmen einer tiefen Beinvenenthrombose in die Lungenstrombahn geschwemmt werden

Lungenfunktionstest Untersuchung zur Erkennung verschiedener
Lungenerkrankungen und deren Ausmaß

Lungenödem Ansammlung von zuviel Flüssigkeit im Lungengewebe

Marcumar Medikament, das die Blutgerinnung verlängert

Medtronic-Hall-Prothese mechanische Herzklappe, Einzel-Kippscheibenprothese

Mediastinum Raum des Brustkorbs, in dem das Herz liegt

Medtronic-Intact-Prothese gerüsttragende biologische Herzklappenprothese vom Schwein

Membran feines Häutchen

Mikroembolien Verschluss kleinster Blutgefäße durch meist zahl-
reich im Blut zirkulierende kleine Teilchen z.B. Blutgerinnsel oder
Kalkteilchen

minimalinvasive Operationstechniken Operationen mit möglichst
kleinem Zugang zum Herzen und/oder Durchführung der Herzoperation ohne Herzlungenmaschine

Mitralklappe (Zweizipfelklappe) besteht aus zwei Klappensegeln. Sie
trennt als Ventil den linken Vorhof von der linken Hauptkammer
und gehört zu den Segelklappen

Mitralklappendilatation Erweiterung einer verengten Mitralklappe,
z.B. durch Sprengung der verklebten Klappensegel

Mitralklappenersatz Ersatz der kranken Mitralklappe durch eine
mechanische oder biologische Herzklappenprothese

Mitral(klappen)insuffizienz Schlussundichtigkeit der Mitralklappe

Mitral(klappen)stenose Verengung der Mitralklappe

Mitroflow-Prothese Bioprothese aus Perikard (Herzbeutel vom Tier) mit Gerüst

Mobilisation Aufstehen und Laufen unter fachlicher Anleitung nach der Operation

Monostrut-Prothese mechanische Herzklappe, Einzel-Kippscheibenprothese

Myokard Herzmuskel („myo" = Muskulatur und „kard" = Herz)

Neurologe Facharzt für Nervenheilkunde

Ödeme krankhafte Wasserauslagerungen in Körpergewebe (z. B. Beinödeme)

Omnicarbon-Prothese mechanische Herzklappe, Einzel-Kippscheibenprothese

Omniscience-Prothese mechanische Herzklappe, Einzel-Kippscheibenprothese

Operation, elektive Wahloperation; dem gegenüber stehen Notfalloperationen, die sofort durchgeführt werden müssen

Oxygenator Gerät zur Anreicherung des Blutes mit Sauerstoff in der Herzlungenmaschine (eine künstliche Lunge)

Papillarmuskeln kegelförmige Muskelvorsprünge der Herzinnenwand, von denen Sehnenfäden zu den Segelklappen des Herzens ziehen

Perikard Herzbeutel, umgibt das Herz

Perikarderguss Ansammlung von Flüssigkeit im Herzbeutel

Perikarditis Herzbeutelentzündung

Perikardklappe biologische Herzklappen aus menschlichem oder tierischem Perikard (Herzbeutel)

Pleura Lungenfell, das die Lungen überzieht

Pneumonie Lungenentzündung

postvalvulär (supravalvulär) oberhalb der Herzklappe

Prognose Vorhersage eines zukünftigen Krankheitsverlaufs

Protamin Medikament wirkt der blutverdünnenden Wirkung von Heparin entgegen

Pulmonalarterie Lungenschlagader („pulmo" = Lunge)

Pulmonalklappe Taschenklappe des rechten Herzens, die als Auslassventil die Ausflussbahn der rechten Hauptkammer von der Lungenschlagader trennt

Pulmonalklappenersatz Ersatz der kranken Pulmonalklappe durch eine mechanische oder biologische Herzklappenprothese

Pulmonal(klappen)insuffizienz Schlussundichtigkeit der Pulmonalklappe

Pulmonal(klappen)stenose Verengung der Pulmonalklappe

Quick-Wert im Blut bestimmter Wert, der eine Aussage über das Ausmaß der gerinnungshemmenden Wirkung von blutverdünnenden Medikamenten erlaubt

Rechtsherzkatheter Platzierung eines dünnen Kunststoffschläuchleins im rechten Herzen und der Lungenschlagader, erlaubt die Beurteilung der Herzfunktion (Bestimmung des *Herzminutenvolmens*) sowie die (Blut-)Druckmessung in den rechten Herzhöhlen und im Lungenkreislauf

Rehabilitation Anschlussheilbehandlung nach dem Krankenhausaufenthalt

reimplantieren wiedereinpflanzen

Reizleitungssystem eigenes elektrisches Netzwerk des Herzens

Rekonstruktion „Reparatur" einer erkrankten Herzklappe

rheumatisches Fieber Erkrankung, die häufig zu Herzklappenerkrankungen führt, die im Erwachsenenalter eine Herzklappenoperation erforderlich machen. Die Verursacher des rheumatischen Fiebers sind Bakterien namens „Streptokokken". Durch die Behandlung mit Antibiotika kann eine Ausbildung des rheumatischen Fiebers drastisch gesenkt werden

Risiko-Score Zahlenwert zur Vorhersage von Komplikationen. Durch Addition von Risikopunkten kann für jeden Patienten sein individuelles Operationsrisiko errechnet werden

Ross-Operation Entfernung der kranken Aortenklappe des Patienten, Herausschneiden der eigenen gesunden Pulmonalklappe des Patienten und Einpflanzung dieser Pulmonalklappe in Aortenposition, Ersatz der nun in Pulmonalisposition fehlenden Pulmonalklappe durch Einpflanzen einer menschlichen Spenderaorten- oder -pulmonalklappe als Homograft

Schrittmacher gibt dem Herzen einen elektrischen Impuls zur Auslösung eines Herzschlages, wenn die Anzahl der eigenen Herzschläge (Puls) zu gering ist

Schrittmachersonde (Schrittmacherelektrode) Kabel, das elektrische Reize vom Schrittmachergehäuse auf das Herz überträgt und umgekehrt, wobei ein Ende des Kabels im Herzen verankert und das andere an das Schrittmachergehäuse angeschlossen wird

Segelklappe Herzklappe, die den Vorhof von der Hauptkammer trennt. Im linken Herzen bezeichnet man sie als *Mitralklappe* und im rechten Herzen als *Trikuspidalklappe*

Sepsis lebensbedrohliche generalisierte Infektion

Septische Embolie Verstreuung vieler kleiner Teilchen der Bakterienklümpchen eines Entzündungsherds, z. B. einer Herzinnenhautentzündung, in den Körper

Septum Herzscheidewand

Sinus coronarius Mündung der großen Herzvene in den rechten Vorhof

Sinusknoten körpereigener Schrittmacher des Herzens an der Mündungsstelle der oberen Hohlvene

Sinusrhythmus normaler, regelmäßiger Herzschlag

Sorin-Bicarbon-Prothese mechanische Herzklappe, Doppel-Kippscheibenprothese

Sorin-Pericarbon-Prothese Bioprothese aus Perikard (Herzbeutel vom Tier) mit Gerüst

St.-Jude-Bioimplant-Prothese gerüsttragende biologische Herzklappenprothese vom Schwein

St.-Jude-Medical-Prothese mechanische Herzklappe, Doppel-Kippscheibenprothese

Starr-Edwards-Prothese mechanische Herzklappe, Kugel-Käfig-Prothese

stenosiert verengt

Stent einer Herzklappe Gerüst, auf das eine tierische Herzklappe aufgezogen ist

Sternum Brustbein

Stethoskop „Hörrohr" für den Arzt zum Abhören von Geräuschen, die z. B. von den Herzklappen verursacht werden

Streptokokken Bakterien, die man nach dem Alphabet in unterschiedliche Untergruppen einteilt. Streptokokken besiedeln unter anderem den Nasen-Rachen-Raum und können verschiedene Krankheitsbilder auslösen, wie z. B. das rheumatische Fieber, Scharlach oder Mittelohrentzündungen

Subcoronary-Technik Einpflanzungstechnik (Implantationstechnik) für gerüstlose Bioprothesen

subvalvulär unterhalb der Herzklappe

Symptome Beschwerden im Rahmen einer Erkrankung

Synkope anfallsweise Bewusstlosigkeit

Systole Blutaustreibungsphase (Phase der Ventrikelkontraktion)

Taschenklappe Herzklappe, die den Ausflusstrakt der Hauptkammer von der Aorta (*Aortenklappe*) oder von der Lungenschlagader (*Pulmonalklappe*) trennt

Thromboembolie *Embolie* durch einen in den Kreislauf verschleppten Thrombus (Blutpropf)

Thrombogenität Neigung zur Blutgerinnselbildung

Thrombus Blutgerinnsel (Mehrzahl = Thromben)

Toronto-SPV-Prothese gerüstlose Herzklappenprothese vom Schwein

Total-root-Technik Einpflanzungstechnik (Implantationstechnik) für gerüstlose Bioprothesen

Transösophageale Echokardiographie (TEE) Echokardiographie bei der die Ultraschallsonde geschluckt wird. Diese Untersuchung erlaubt es, das Herz von Speiseröhre und Magen aus darzustellen. Man spricht deswegen auch von einem „Schluckecho"

Triflo Atemtherapiegerät mit drei Bällen in miteinander verbundenen Kunststoffsäulen

Trikuspidalklappe (Dreizipfelklappe) Ventilsystem, das aus drei Segelklappen besteht und sich zwischen dem rechten Vorhof und der rechten Hauptkammer befindet

Trikuspidalklappenersatz Ersatz der kranken Trikuspidalklappe durch eine mechanische oder biologische Herzklappenprothese

Trikuspidal(klappen)insuffizienz Schlussundichtigkeit der Trikuspidalklappe

Trikuspidal(klappen)stenose Verengung der Trikuspidalklappe

Tubus schlauchartige Kunststoffröhre zur Beatmung

valvulär die Herzklappe selbst betreffend

Vegetationen Bakterienklümpchen an den Herzklappen

Venen Gefäße, die Blut zum Herzen zurückbringen

Venenkatheter dünne Plastikkanülen in den Venen

Ventrikel Herzhauptkammer

Vitium Herzfehler, Herzklappenfehler (Mehrzahl = Vitien)

Vorhofflimmern/Vorhofflattern schnelle Vorhofrhythmusstörungen

Xenograft Herzklappe eines Tieres

Zweikammersystem Schrittmachersystem mit zwei Schrittmachersonden, von denen eine im rechten Vorhof und die andere in der rechten Hauptkammer liegt

Zwerchfellhochstand (Phrenikusparese) Folge der Lähmung des Nervens, der zum Zwerchfell zieht

zyanotisch Auftreten einer bläulichen Färbung der Lippen, der Augenbindehaut und des Nagelbetts bei mangelnder Sauerstoffversorgung

Druck: Krips bv, Meppel, Niederlande
Verarbeitung: Stürtz, Würzburg, Deutschland